MEIN FREUND, DER DARM

Karin Buchart

MEIN FREUND, DER DARM

Sieben Schritte für unser Wohlbefinden

Servus

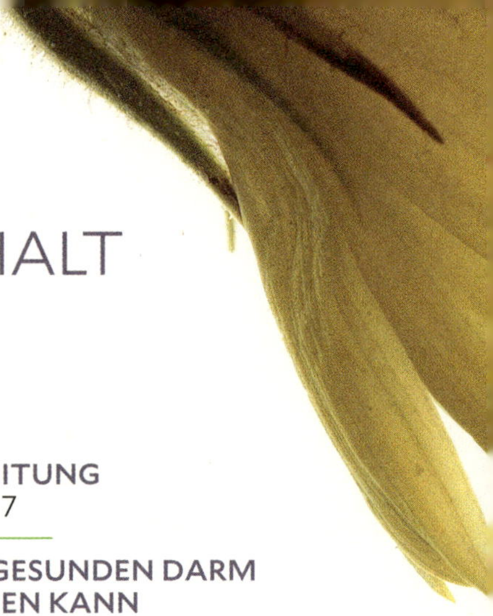

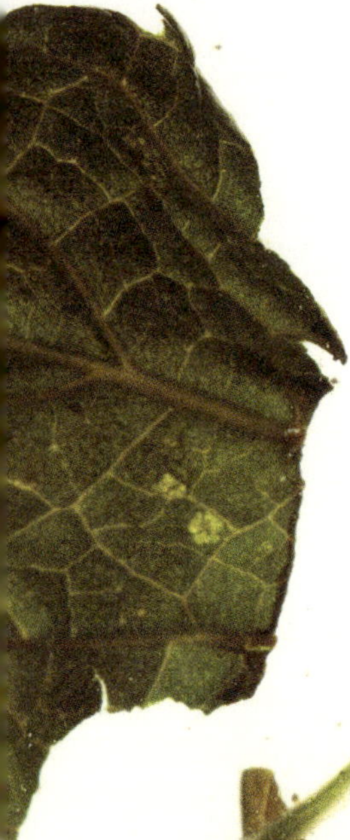

INHALT

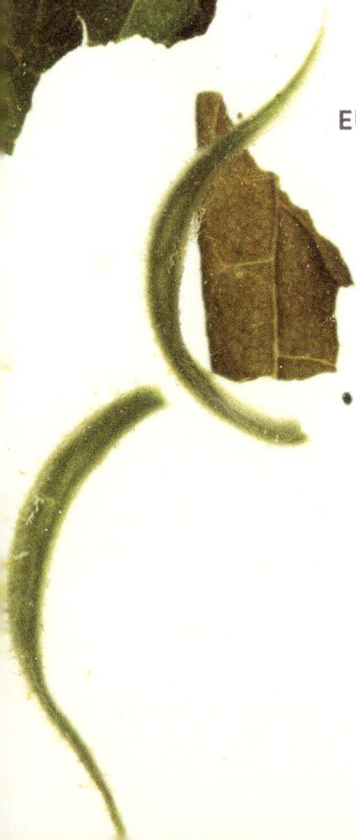

EINLEITUNG

In den letzten Jahren sind viele Bücher über Darmbakterien und in diesem Zusammenhang über Darmgesundheit erschienen. Ich habe selbst eine beachtliche Zahl solcher Bücher gelesen und stand am Ende immer etwas fragend da: Das Buch war zu Ende, und ich vermisste die Anleitung zum selbstbestimmten Darmgesundheitsprogramm. Welche Lebensmittel beeinflussen in welcher Weise die Darmflora und wie kann ich diese im Alltag unterbringen?

Mein Freund, der Darm – Sieben Schritte für unser Wohlbefinden zeigt in sieben Schritten die wichtigsten Lebensmittel, Kräuter und fermentierten Speisen und ihren Einsatz für einen gesunden Darm. Es enthält anschauliche Darstellungen der Wirkungen der Kräuter und viele Rezepte.

Die Darmgesundheit hängt natürlich von vielen Faktoren ab: Gene, Lebensstil und andere Einflüsse spiegeln sich in unserem Mikrobiom wider. Das Mikrobiom, die Gesamtheit unserer Mitbewohner auf Haut und Schleimhaut und damit auch im Darm, ist jedoch beeinflussbar. Dieses Buch befasst sich mit den einfachen, alltagstauglichen Möglichkeiten, unser Mikrobiom zu stärken.

Zuerst zeigt es, welche Möglichkeiten wir haben, mit Pflanzenwirkstoffen den Darm zu reinigen. Die Natur bietet uns genügend Putzmittel, die einfach in der Anwendung und sogar schmackhaft sind. Der nächste Schritt ist, mehr Mikroorganismen in den Darm zu bekommen und die Vielfalt der Arten zu erhöhen. Dann gilt es auch noch, diese Mikroorganismen in einen guten Verpflegungszustand zu bringen. Jeden Tag verlieren wir einen beachtlichen Teil unserer Darmbakterien durch den Stuhlgang. Diese sollten wir deshalb regelmäßig nachfüllen, sonst entstehen Lücken in der Darmbarriere, unser Darm wird löchrig, und das bringt gesundheitliche Probleme. Wie wir Nachschub bekommen und alles über die Lieblingsspeisen der Darmbakterien wird in diesem Buch erläutert.

Damit der Darm und seine Lieferanten für Verdauungssäfte gut arbeiten, aktivieren wir sie mit der Kraft der Bitterstoffe. Wo diese stecken und in welcher Form sie angewendet werden, zeigt das Buch praxisnah. Auch ein wenig Pflege tut gut – mit Pflanzenschleimen schenken wir dem Verdauungstrakt Balsame, die ihm wohltun.

WIE ICH EINEN GESUNDEN DARM ERKENNEN KANN

Zuerst stellt sich die Frage, wie fit mein Darm ist. Wie erkenne ich das? – Hier führt uns der erste Weg auf die Toilette. Aber natürlich reden wir gar nicht gerne über den Stuhl und sind froh, wenn wir eine Klomuschel vorfinden, die ihn sofort verschluckt. Der Stuhl gibt uns jedoch Auskunft über unsere Verdauung und unsere Darmgesundheit. Er besteht aus Wasser, unverdaulichen Speisebestandteilen sowie ausgedienten Darmbakterien.

Die gesunde Farbe des Stuhls ist hellbraun bis braun. Gelb deutet meistens auf einen Enzymdefekt hin, der oft ganz harmlos ist. Grau, schwarz oder rot sollten jedoch unsere Aufmerksamkeit wecken: Grauem Stuhlgang fehlt der Blutfarbstoff, und schwarze Farbe deutet auf altes Blut hin. Beides erfordert einen Arztbesuch. Wenn der Stuhlgang rot ist, hat sich frisches Blut darunter gemischt. Dieses stammt häufig von Hämorrhoiden oder zumindest aus den untersten Darmabschnitten.

Das Darmprogramm in diesem Buch ist ein Gesundheitsförderungsprogramm. Es ist dafür gedacht, von gesunden Menschen selbstbestimmt angewendet zu werden. Dosierungen und Anleitungen sollten eingehalten werden.

ZEITPLAN

2. **Darm reinigen:**
   Hülsenfrüchte (Erbsen, Linsen, Bohnen)
   3 × pro Woche
   Zwiebel & Knoblauch
   Täglich
   Kresse verschiedener Arten, Rettich, Radieschen, Kohlgemüse

2. **Darm reinigen:**
   Darmfit-Pulver
   Morgens nüchtern

1. **Trinken:**
   Wasser & Tee
   2 l pro Tag

1. WOCHE

3.

7. Leinsamen als Darmpflege
7 Tage lang täglich 1 EL ganze Leinsamen eine Stunde in 150 ml Wasser quellen lassen, abseihen und den Schleim trinken.

6. Energie: Butter & Öle
Täglich

5. Präbiotika: Unverdauliches
Täglich Ballaststoffe: Brottrunk, Sauerteigbrot

4. Probiotika: fermentierte Lebensmittel
Täglich morgens und abends vergorene Lebensmittel wie Sauerhonig, Sauermilchprodukte, Essig

2.

3. Darm aktivieren: Bitterkräuter
Täglich
Leinsamen als Quellmittel
7 Tage lang 1 EL ganze Leinsamen mit 150 ml Wasser außerhalb der Mahlzeiten

	2. WOCHE	3. WOCHE

EUROPÄISCHE HEIL-PFLANZEN FÜR DEN DARM

Pflanze	**Hauptwirkstoff**
Angelika	Bitterstoffe
Anisfrüchte	Ätherische Öle
Apfel, fein gerieben	Pektine
Baldrianwurzel	Ätherische Öle
Blutwurz	Gerbstoffe
Brombeerblätter	Gerbstoffe
Enzianwurzel	Bitterstoffe
Fenchelfrüchte	Ätherische Öle
Frauenmantel	Gerbstoffe
Heidelbeeren, getrocknet	Gerbstoffe
Himbeeren	Schleimstoffe
Holunderbeeren	Farbstoffe
Hopfenzapfen	Bitterstoffe
Johanniskraut	Hypericin (wasserl.) Hyperforin (fettl.)
Kamillenblüten	Ätherische Öle
Karotten, gekocht und püriert	Pektine
Knoblauch	Sulfide
Kren	Scharfstoffe
Kresse	Scharfstoffe
Kümmelfrüchte	Ätherische Öle
Lavendelblüten	Ätherische Öle
Leinsamen	Schleimstoffe

	Verdauungs-fördernd	Blähungs-mindernd	Krampflösend	Beruhigend	Stopfend	Abführend	Entzündungs-hemmend
	+++	++	++	+			+
	+	++	++				
					+++		+
			+	++			
					++		+
					+		+
	+++	+					
	+	+++	++				
					+		
					++		++
							++
	+						+
	++			++			
	+						+
		+	+++				++
					+++		
	+						++
	+						+
	+						+
	+	++	++				
		++		++			
	+				+	++	++

Pflanze	Hauptwirkstoff
Löwenzahnwurzel	Bitterstoffe
Malvenblüten	Schleimstoffe
Melissenblätter	Ätherische Öle
Pfefferminze	Ätherische Öle
Rettich, schwarz	Scharfstoffe
Rosmarin	Ätherische Öle
Salbeiblätter	Bitterstoffe
Schafgarbenkraut	Bitterstoffe
Tee, schwarz	Gerbstoffe
Wacholderbeeren	Bitterstoffe
Wermutkraut	Bitterstoffe
Zwiebel	Sulfide

	Verdauungs- fördernd	Blähungs- mindernd	Krampflösend	Beruhigend	Stopfend	Abführend	Entzündungs- hemmend
	++	+					
							++
	+	++	+	++			
		++	++				
	+						+
	+	+					
	++						++
	++		++				
					++		
	++	+					
	+++	+	++				
							++

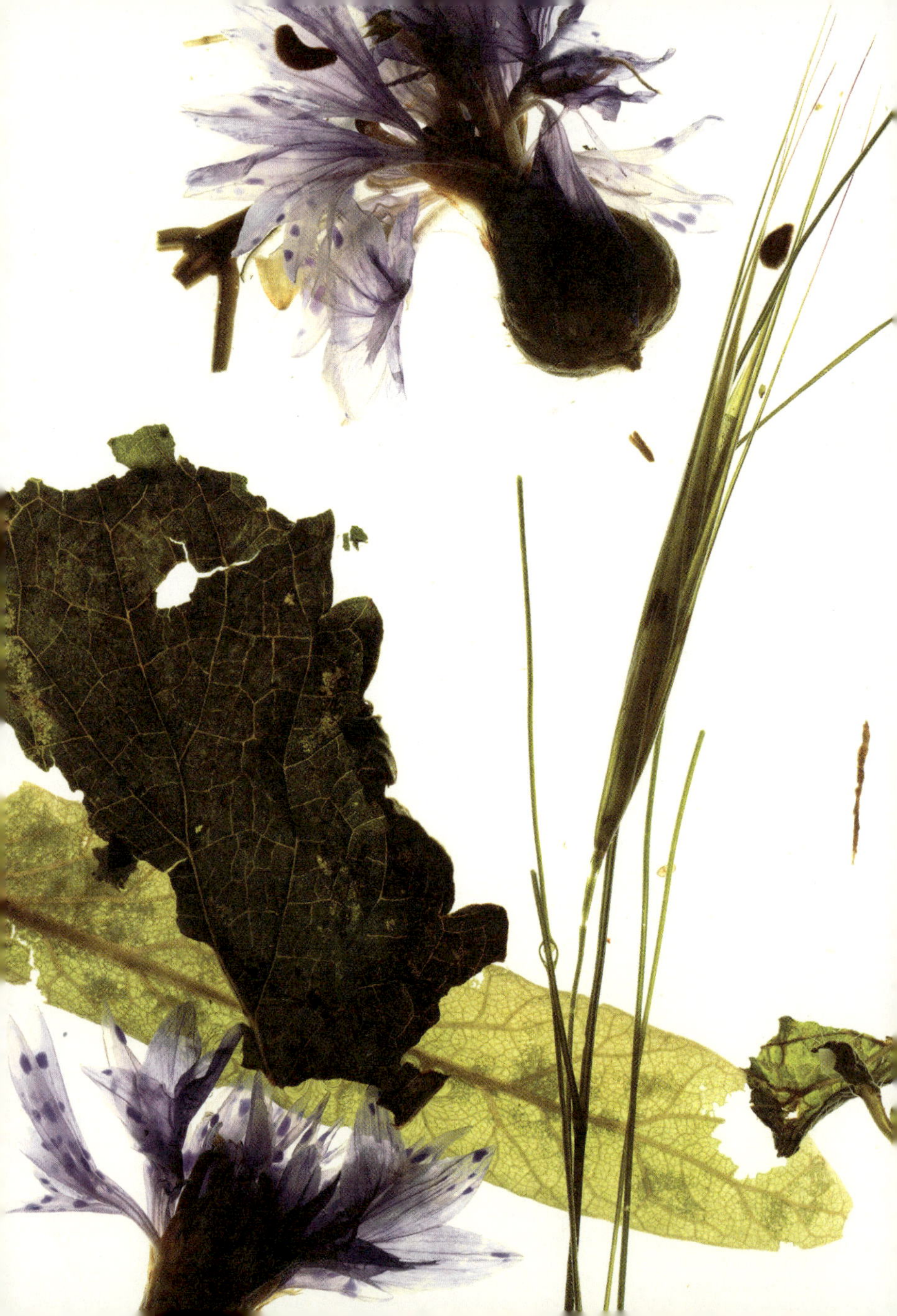

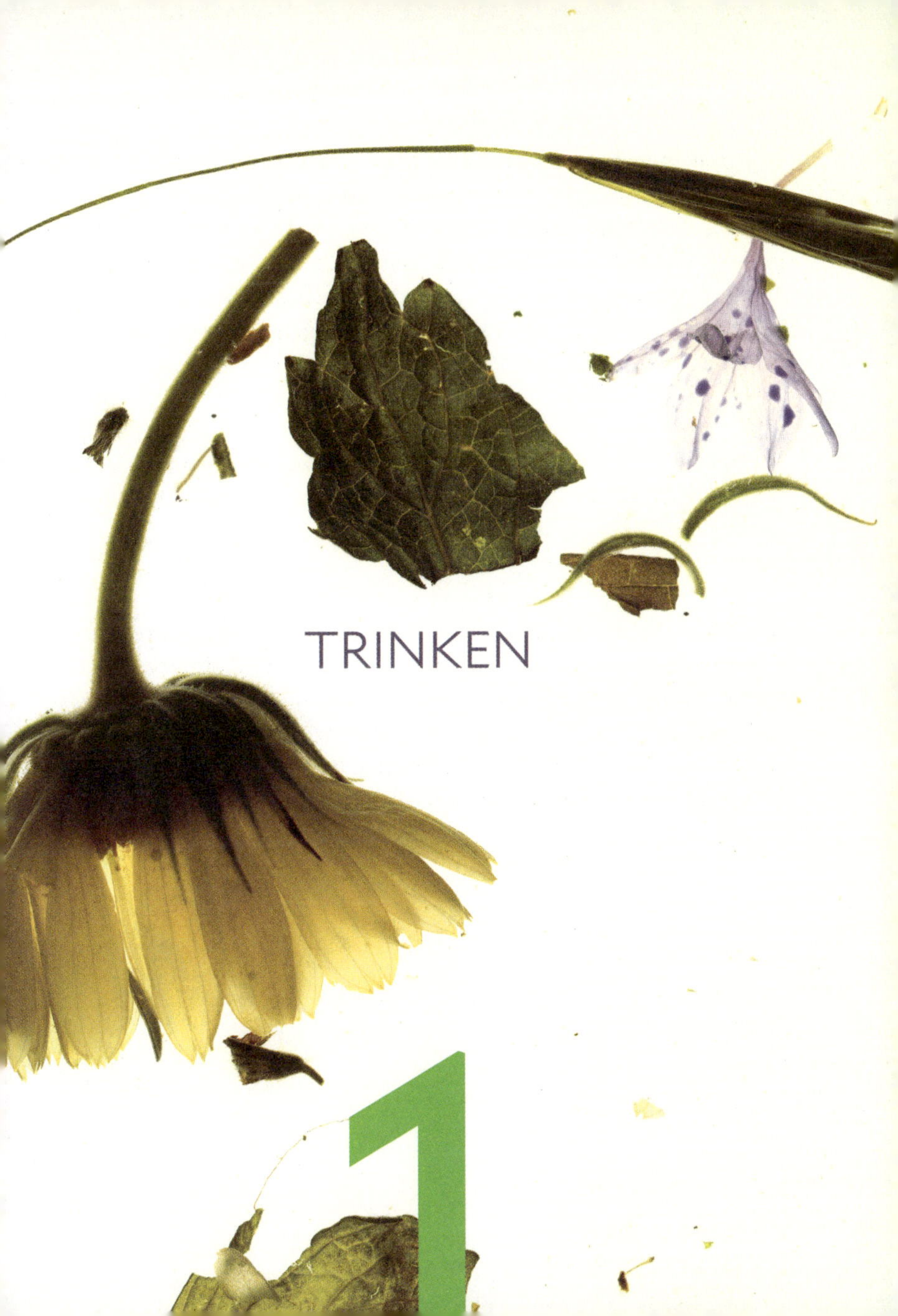

1 TRINKEN

WIE VIEL TRINKEN?

Wir brauchen Wasser für die meisten Stoffwechselfunktionen, um das Blut dünnflüssig zu halten und um unser Kühlsystem in den kleinen Blutgefäßen aufrechtzuerhalten. Wenn es nicht zu heiß ist und wir uns nicht zu sehr anstrengen, reichen zwei Liter Wasser pro Tag. Trotzdem schaffen wir es manchmal nicht, diese Menge zu trinken. Der Morgenharn verrät uns, dass wir genug getrunken haben, wenn er hellgelb ist.

WANN TRINKEN?

Die beste Zeit für Wassernachschub ist zu oder nach den Mahlzeiten. Wer vor den Mahlzeiten viel Wasser trinkt, erschwert die Verdauung im Magen.

WAS TRINKEN?

Mit Wasser, verschiedensten Tees und verdünnten Fruchtsäften haben wir eine große Auswahl an Getränken für jeden Geschmack. Tee und Kaffee können selbst jedoch wiederum einen Einfluss auf den Wasserhaushalt nehmen, weil sie entwässernd wirken. Stark entwässernd wirken schwarzer Tee und die Kräuter Brennnessel, Birkenblätter, Goldrute, Hauhechel, Löwenzahn, Petersilie und Wacholder.

TEE FÜR DIE DARMFLORA

Der Darmfloratee verbessert den Lebensraum für die physiologischen Darmbakterien. Die ätherischen Öle aus Kümmel, Melisse, Kamille und Schafgarbe beruhigen die Verdauung und erleichtern sie. Engelwurz und Wermut aktivieren die Verdauungssäfte und Gänsefingerkraut entkrampft, so erzählt die Volksheilkunde.

Zutaten:

15 g Kümmelfrüchte
15 g Melissenblätter
5 g Engelwurz
5 g Wermutkraut
15 g Kamillenblüten
10 g Schafgarbenkraut
10 g Gänsefingerkraut

Zubereitung:

1 TL mit heißem Wasser übergießen,
7 Minuten zugedeckt ziehen lassen.

Anwendung:

Vom Darmfloratee können bis zu 3 Tassen pro Tag getrunken werden.

VERDAUUNGSTEE

Dieser Tee erleichtert die Verdauung durch eine Mischung verdauungsfördernder Kräuter.

Zutaten:

je 15 g Kümmel-, Fenchel-, Anisfrüchte
20 g Kamillenblüten
10 g Pfefferminzblätter

Zubereitung:

1 TL der Mischung mörsern, mit einem halben Liter heißem Wasser übergießen und 15 Minuten zugedeckt ziehen lassen.

Anwendung:

0,75–1 Liter pro Tag trinken.

BASISCHER GEMÜSETEE

Wenn das Essen durch Fleisch, Getreide und Käse säureüberschüssig wird, verschafft der basische Gemüsetee Ausgleich.

Zutaten:

600 g Erdäpfel, mit Schale
200 g Weißkraut
100 g Rote Rüben
100 g Lauch
1/2 Knolle Fenchel
100 g Zwiebel mit Schale
2 Knoblauchzehen
100 g Knollensellerie mit Schale
2,6 l Wasser
Kümmel, Koriander, Pfefferkörner, Lorbeerblatt, Ingwer, Kardamon, Zimt, Küchenkräuter nach Saison

Zubereitung:

Gemüse und Erdäpfel im kalten Wasser waschen. Die Erdäpfel zuerst in den Topf mit Wasser geben, mit dem Weißkraut belegen, das restliche Gemüse darüber in den Topf legen und die Gewürze (Körner) dazu. Der Gemüsetee wird nicht gesalzen und soll nicht kochen, sondern nur mindestens eine Stunde heiß ziehen. Dann die Kräuter zugeben und weitere 15 Minuten ziehen lassen. Der Gemüsetee wirkt entsäuernd. Er kann auch mit Orangen- oder Zitronenschalen, Kardamom, Chili u.ä. gewürzt werden. Der Tee kann auch mehrere Tage als Vorrat im Kühlschrank aufbewahrt werden.

Anwendung:

Einige Tage lang einen halben Liter Gemüsetee pro Tag trinken.

SOMMERTEE

Der Sommertee schmeckt sanft säuerlich und nach Äpfeln. Er verbindet die Wirkung der Pektine aus den Äpfeln (Schutz der Darmwand, Bindung von Bakterientoxinen) mit der des Honigs.

Zutaten:

2 Äpfel
Zitronenschale
Zitronensaft nach Geschmack
Honig nach Geschmack
0,2 l Apfelsaft
0,6 l Wasser

Zubereitung:

Die Äpfel in Wasser aufkochen und eine Viertelstunde mit der Zitronenschale ziehen lassen. Abseihen, Zitronensaft, Honig und Apfelsaft zugeben.

HOLUNDERLIMONADE

Der *Hollersprudel* oder *Hollerkracherl* ist in vielen Regionen ein traditionelles saisonales Erfrischungsgetränk. Er ist leicht angegoren und gilt deshalb als Probiotikum.

Zutaten:

6 Hollerdolden oder die gleiche Menge Schafgarbenblüten, Eberrautenkraut, Dostblüten u.ä.
600 g Zucker
2 Zitronen, in Scheiben geschnitten
1/8 l Gärungsessig
6 l Wasser

Zubereitung:

Alle Zutaten mit dem Wasser in ein Gefäß mit weiter Öffnung geben, mit einem Tuch abdecken und bei etwa 20 °C 2 Tage stehen lassen. Immer wieder riechen und kosten und die Gärung beenden, wenn das Getränk angenehm und leicht säuerlich riecht und schmeckt. Dann abseihen und in den Kühlschrank stellen.

Anwendung:

Die Holunderlimonade muss innerhalb der nächsten Tage getrunken werden, sie ist nicht länger haltbar.

PFLANZENWASSER

In einen Krug mit Leitungswasser bringen wir die Wirkungen und das Aroma der Pflanzen. Wer etwa eine Brennnesselspitze für einige Stunden in das Wasser legt, wird die entwässernde Wirkung schnell selbst spüren. Auch den Duft und die beruhigende Wirkung der Zirbe (auch: Zirbelkiefer) bringen wir schnell in das Wasser, indem eine Zirbenkugel oder ein Stück Zirbenholz auf den Krug gelegt wird. Die verwendeten Pflanzen werden abwechselnd eingesetzt und nach den persönlichen Vorlieben ausgesucht:

» **Beruhigung:** Melisse, Lavendel, Hopfen, Zirbenspäne
» **Entwässerung:** Brennnesselspitzen, Birkenblätter, Löwenzahn
» **Verdauungsaktivierung:** Wermut, Schafgarbe, Löwenzahn u.a. bittere Pflanzen

Auch Hydrolate, die durch Wasserdampfdestillation gewonnenen Pflanzenwässer, bringen Geschmack und Wirkung in das Wasser, ohne zu süßen. Ein Hydrolat aus Pfefferminze beispielsweise erfrischt im Sommer und kühlt Magen und Darm.

ESSIGWASSER

Das Essigwasser fördert die gesunde Darmflora.

Zutaten:
1 Glas warmes Wasser
1 EL reiner Gärungsessig (Apfelessig, Honigessig, Weinessig)
1 TL Honig

Zubereitung:
Honig und Essig in trinkwarmem Wasser auflösen.

Anwendung:
Morgens nüchtern 1 Glas trinken.

KRÄUTER-MUNDWASSER

Im Mund beginnt die Schleimhautflora, und dort werden bereits Pflanzenwirkstoffe aufgenommen. Das Mundwasser morgens nüchtern als erster und abends als letzter Kontakt kann die Bakterienbesiedelung in eine gute Richtung lenken. Dafür wählen wir die Pflanzen nach dem individuellen Bedarf aus. Salbei zieht zusammen und hemmt Entzündungen, Ringelblume fördert die Neubildung von

Zellen, Quendel und Thymian vertreiben Pilze. Wir verwenden einzelne Heilpflanzen oder Mischungen davon. Wichtig sind dabei auch die Variationen, denn wie der Kräutertee sollte auch das Mundwasser nicht ständig die gleichen Kräuter enthalten.

MUNDWASSER GEGEN ZAHNFLEISCHBLUTEN

Für zusammenziehende Pflanzen, die Blutungen stoppen und Entzündungen hemmen.

Zutaten:

3 EL frische oder 1 EL getrocknete Pflanzen:
Salbei, Hirtentäschel, Brombeerblätter
70 g Steinsalz
0,25 l Wasser

Zubereitung:

Das Wasser aufkochen und über die Kräuter gießen, 15–20 Minuten ziehen lassen. Dann abseihen und das Salz darin auflösen. In einer dunklen Flasche aufbewahren.

MUNDWASSER GEGEN ENTZÜNDUNGEN

Für Pflanzen mit ätherischen Ölen und Farbstoffen, die entzündungshemmend und antimikrobiell wirken.

Zutaten:

3 EL frische oder 1 EL getrocknete Pflanzen:
Quendel, Thymian, Wacholderbeeren, Kamille, Minze, Schafgarbe, Rosmarin, Ringelblume
70 g Steinsalz
0,25 l Wasser

Zubereitung:

Das Wasser aufkochen und über die Kräuter gießen, 8–10 Minuten zugedeckt ziehen lassen. Dann abseihen und das Salz darin auflösen. In einer dunklen Flasche aufbewahren.

SCHLAF-EIN-MUNDWASSER

mit schlafanstoßenden Kräutern für eine gute Nachtruhe. Melisse und Lavendel wirken beruhigend und helfen uns, die Gedanken fliegen zu lassen.

Zutaten:

2 EL frische oder 1 EL getrocknete Melisse
1 EL frische oder getrocknete Lavendelblüten
70 g Steinsalz
0,25 l Wasser

Zubereitung:

Das Wasser aufkochen und über die Kräuter gießen, 8–10 Minuten ziehen lassen. Dann abseihen und das Salz darin auflösen. In einer dunklen Flasche aufbewahren.

Anwendung für alle Mundwasser-Auszüge:

Die gesättigte Sole hat etwa 27% Salz und ist einige Wochen haltbar. Für die Anwendung als Mundwasser die Kräutersole mit 15 Teilen Wasser verdünnen und den Mund nach dem Zähneputzen damit spülen.

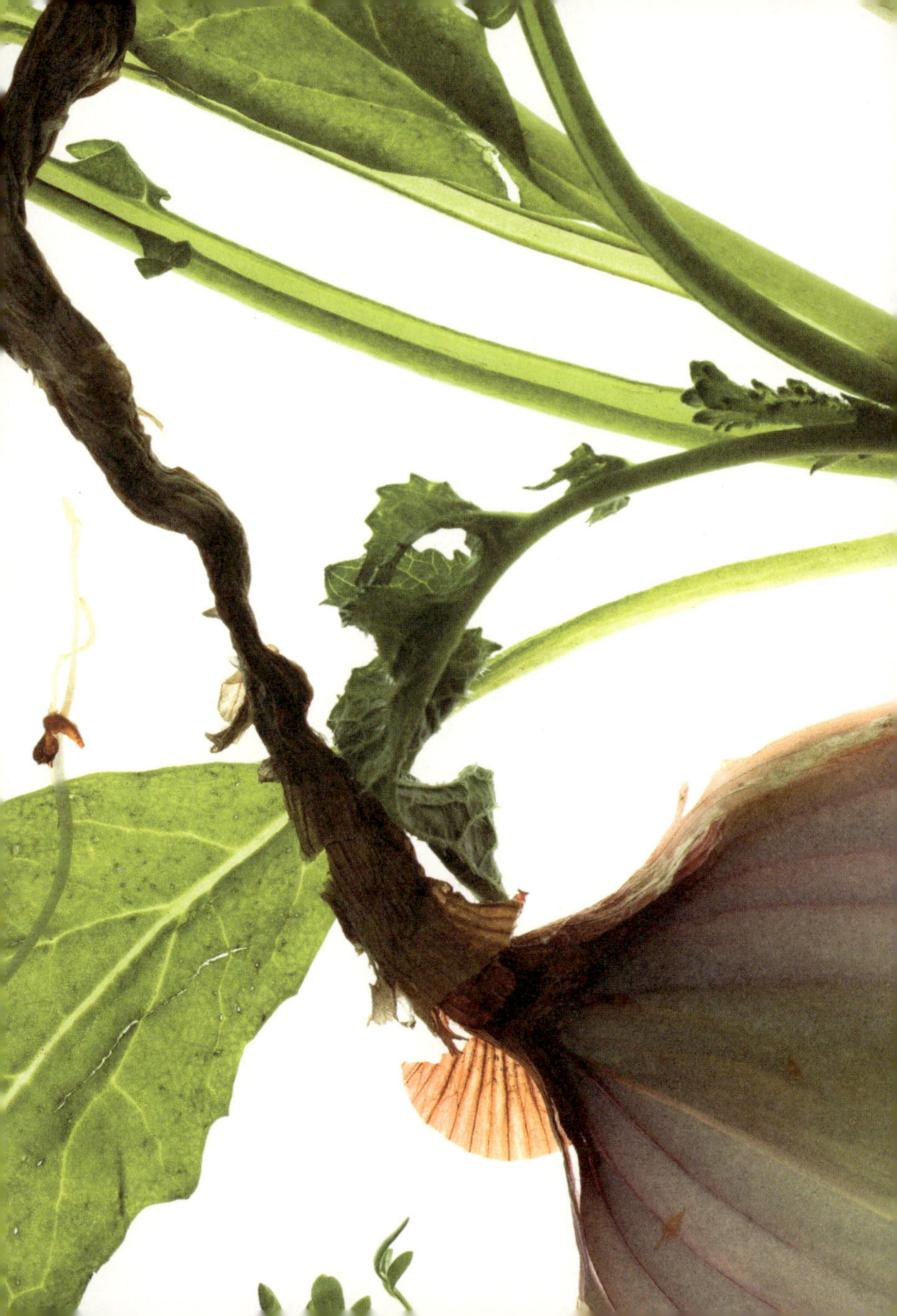

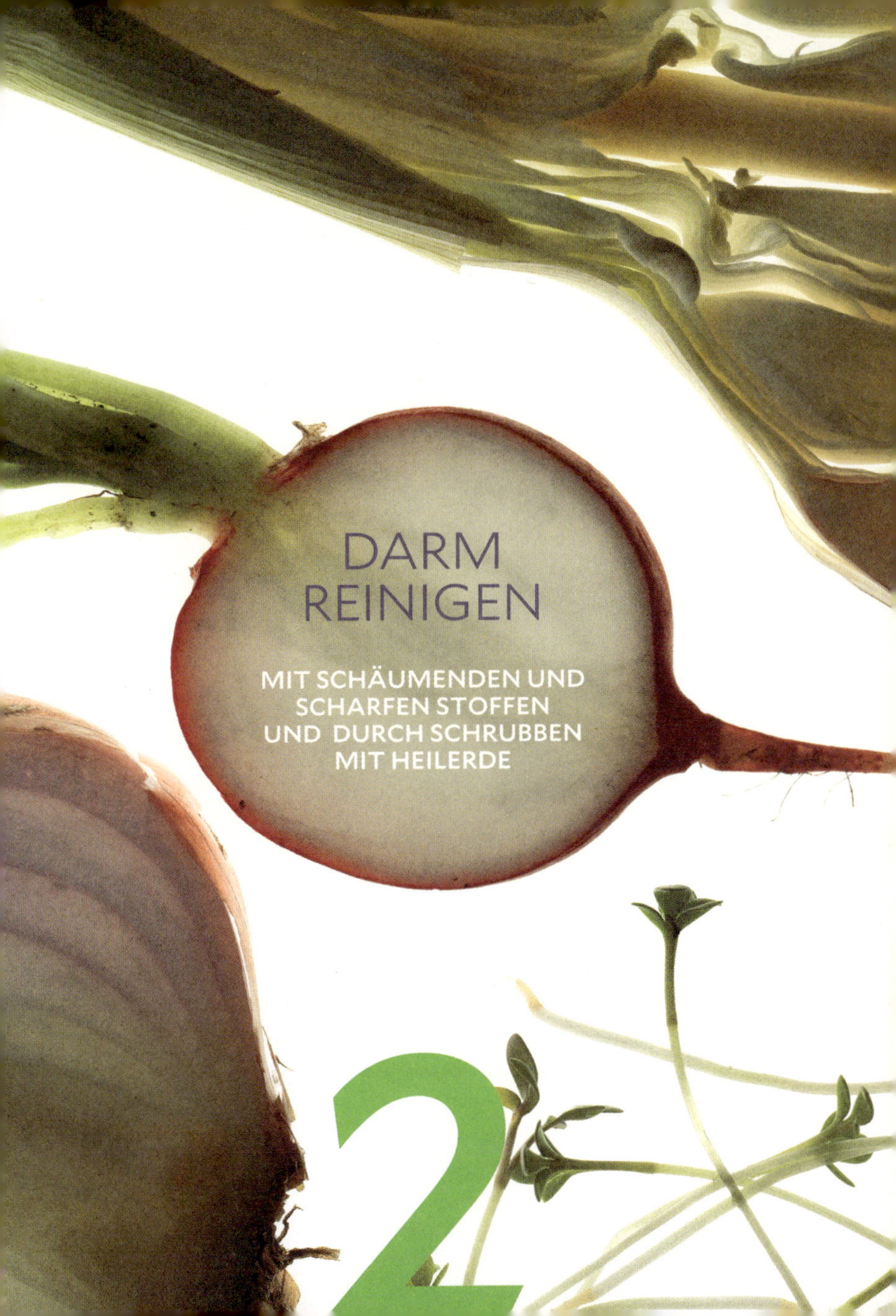

2 DARM REINIGEN

MIT SCHÄUMENDEN UND SCHARFEN STOFFEN UND DURCH SCHRUBBEN MIT HEILERDE

Wir haben die Möglichkeit, unseren Darm mit Ballaststoffen und Heilerde, Scharfstoffen und Saponinen, also Schaumstoffen, zu reinigen. Ballaststoffe haben eine starke Bindekraft, sie sind also wie ein ausgetrockneter Schwamm, der viel Wasser aufnehmen kann. Auch eine mechanische Wirkung üben sie aus, sie „schrubben" sozusagen den Darm.

NATÜRLICHE DARMREINIGUNGSMITTEL

Ballaststoffe	Schaumstoffe Saponine	Scharfstoffe I Lauchöle	Scharfstoffe II Senföle
Vollkorn-getreide	Linsen	Zwiebel	Schwarzer Pfeffer
Linsen	Bohnen	Schalotte	Weißer Senf
Grüne Bohnen	Grüne Bohnen	Lauch	Gartenkresse
Erbsen	Erbsen	Knoblauch	Kapuziner-kresse
Kichererbsen	Kichererbsen	Bärlauch	Brunnenkresse
Gemüse	Gänse-blümchen	Schnittlauch	Meerrettich/ Kren
Obst	Schlüssel-blume	Schnitt-knoblauch	Radieschen
Heilerde		Berglauch	Weißkraut
		Frühlings-zwiebel	Brokkoli
			Löffelkraut

DIE KRAFT DER ZWIEBEL

Lauchöle sind die eher unangenehm riechenden Schwefelverbindungen in Zwiebeln und Knoblauch, die erst dann entstehen, wenn die Zellen durch Schneiden oder Hitze beschädigt werden. Wird etwa die Zwiebel halbiert, erreicht uns schnell ein Schwall dieser flüchtigen Sulfide.

Die Schwefelverbindungen verscheuchen unerwünschte Bakterien. Die guten Darmbakterien dagegen mögen Zwiebeln, Knoblauch und andere Zwiebelverwandte besonders gern (s. auch Präbiotika). Lauchöle stärken auch das Immunsystem und machen das Blut dünnflüssiger. Sie regen den Speichelfluss, die Magensaftausschüttung und die Darmperistaltik an. Somit fördern sie die gesamte Verdauung.

In der Fastenzeit im Frühling starten wir mit dem Bärlauch, im Sommer essen wir Schnittknoblauch, Berglauch oder Winterheckenzwiebel frisch von Topf oder Garten. Zwiebel und Knoblauch begleiten uns sowieso das ganze Jahr über. Unsere gelbe Küchenzwiebel hat die stärkste Wirkung, ist aber auch am anstrengendsten zu verdauen. Wer das spürt, kann als Alternative rote Zwiebeln, Frühlingszwiebeln oder Schalotten probieren.

SCHARFE REINIGUNG

Nicht nur die Zwiebel arbeitet mit Scharfstoffen, sondern auch viele andere Kräuter und Gemüse: Kresse, Pfeffer, Senf, Radieschen, Meerrettich, Weißkraut, Brokkoli und Verwandte enthalten Senföle. Diese Scharfstoffe werden erst frei, wenn wir in die Pflanze hineinbeißen oder sie in der Küche zerlegen. Solche Scharfstoffe haben zwei Wirkungsweisen, die uns zugutekommen: Zum einen verscheuchen sie effektiv Bakterien. Deshalb wirken der Hustensaft aus schwarzem Rettich oder der Meerrettich bei grippalen Infekten. Auf der anderen Seite bringen sie die Verdauung in Schwung und steigern die Durchblutung.

LINSEN, BOHNEN UND ERBSEN

Immer wenn wir über darmgesunde Lebensmittel reden, kommen wir früher oder später zu den Hülsenfrüchten wie Linsen, Bohnen und Erbsen. Sie fordern durch ihre Ballaststoffe unseren Darm richtig zum Arbeiten auf. Zudem enthalten sie Saponine, das sind Schaumstoffe, die die Oberflächenspannung herabsetzen und dadurch wie eine Seife wirken. Das sehen wir sogar beim Kochen von Kichererbsen: Es schäumt im Kochtopf! Saponine schmecken noch dazu sehr bitter und wirken dadurch aktivierend auf den gesamten Stoffwechsel. Diese Schaumstoffe können die Schleimhäute reizen, wenn wir zu viel davon erwischen, aber in kleinen Mengen putzen sie unsere Schleimhäute blitzsauber.

Beim Kochen von Linsen oder Bohnen gehen die Saponine zum Teil in das Kochwasser über. In Keimlingen sind sie vollständig erhalten. Ins Blut werden die Schaumstoffe kaum aufgenommen, ihr Wirkungsbereich ist überwiegend der Darm.

GÄNSEBLÜMCHEN IM SALAT

Zudem können wir saponinreiche Kräuter essen. Schon ganz kleine Mengen reichen dabei aus! Die ersten Frühlingsboten spähen oft schon in der Fastenzeit durch das alte, braune Gras und signalisieren Reinigung und Aufbruch: Schlüsselblume und Gänseblümchen können wir frisch zu Salat oder in der Suppe essen. Die meisten Wildkräuter enthalten auch Saponine in kleinen Mengen.

MIT HEILERDE SCHRUBBEN

Heilerde hat eine physikalische Wirkung auf den Darm, ihre Bindefähigkeit ist gut ausgeprägt und sie neutralisiert Magensäure. Feine Heilerde hat eine sehr große Oberfläche und kann deshalb so einiges an sich binden, z.B. schädliche Toxine.

Eine mechanische Reinigung mit Heilerde bietet sich ein- bis zweimal im Jahr an. Am besten zu einer Zeit, in der die Lust auf Reinigung und Erneuerung natürlicherweise vorhanden ist, also zu den Fastenzeiten. Im Darmfit-Pulver wird die Wirkung der Heilerde mit Bitterkräutern und Schleimdrogen verstärkt.

DARMFIT-PULVER

Das Darmfit-Pulver schrubbt mechanisch und bindet so einiges, was dem Darm schaden kann. Die Verdauung verbessert sich merklich. Hier vereinen wir Ballaststoffe, Schleimstoffe und Bitterstoffe.

Zutaten:

2 EL Apfeltrester oder Pektin
2 EL Heilerde
2 EL Eibischwurzel
2 EL Leinsamen ganz
1 EL Kräuterpulver aus Fenchel, Anis, Kümmel, Löwenzahnwurzel, Angelikawurzel und Wermut

Zubereitung:

Apfeltrester, Eibischwurzel und Kräuter fein mahlen und mit Heilerde und Leinsamen mischen.

Anwendung:

Eine Woche lang je 1 EL Darmreinigungspulver in 400 ml Wasser auflösen und morgens nüchtern trinken.

RETTICHSAFT

Der Saft vom schwarzen Rettich hilft bei Verdauungsstörungen und fördert den Gallenfluss. Das bewirken seine scharfen Senföle.

Zutaten:

1 schwarzer Rettich, frisch

Zubereitung:

Den schwarzen Rettich entsaften.

Anwendung:

Mehrmals am Tag 1 TL Saft einnehmen.

KAPUZINERKRESSE-KREN-ESSIG

Die Scharfstoffe von Kapuzinerkresse und Kren (Meerrettich) wirken effektiv gegen ungünstige Bakterien. Diese Kombination wird sogar in Medikamenten verwendet. Doch warum sollten wir Kresse und Kren nur als Arzneimittel anwenden, wo sie doch ein peppiges Aroma in unser Essen bringen? Ein Heilessig aus diesen beiden Pflanzen ist einfach herzustellen.

Zutaten:

20 g Krenwurzel, frisch
1 Handvoll Kapuzinerkresse, Blüten und Blätter, frisch
1/2 l Gärungsessig (Apfel oder Wein)

Zubereitung:

Die Krenwurzel schälen, in kleine Würfel schneiden und in eine Flasche geben. Kapuzinerkresse-Blüten und -Blätter hacken und ebenfalls zugeben. Den Essig darüber gießen und den Ansatz mindestens 2 Wochen ziehen lassen.

Anwendung:

Dann kann der Essig als morgendliches Essigwasser oder zum Salat genossen werden. Der Kapuzinerkresse-Kren-Essig schmeckt intensiv, er kann für die Verwendung auch verdünnt werden. Abgeseiht und mit drei Teilen Honig ergänzt, wird er zum Sauerhonig.

KNOBLAUCH-ELIXIER

Knoblauch reinigt Verdauungstrakt und Blutgefäße auf erstaunliche Art und Weise. Der Knoblauchgeruch ist bei diesem Rezept nur gering.

Zutaten:

30 geschälte unbehandelte Knoblauchzehen
5 klein geschnittene ungeschälte, unbehandelte Zitronen
1 l Wasser

Zubereitung:

Knoblauchzehen und Zitronen im Mixer zerkleinern, mit Wasser zum Kochen bringen und einmal aufwallen lassen. Dann abseihen und in eine Flasche füllen. Im Kühlschrank aufbewahren.

Anwendung:

Das tägliche Stamperl Knoblauch-Elixier nach Belieben vor oder nach den Hauptmahlzeiten trinken. Die Kur zweimal 3 Wochen lang durchführen, dazwischen eine Woche Pause einlegen.

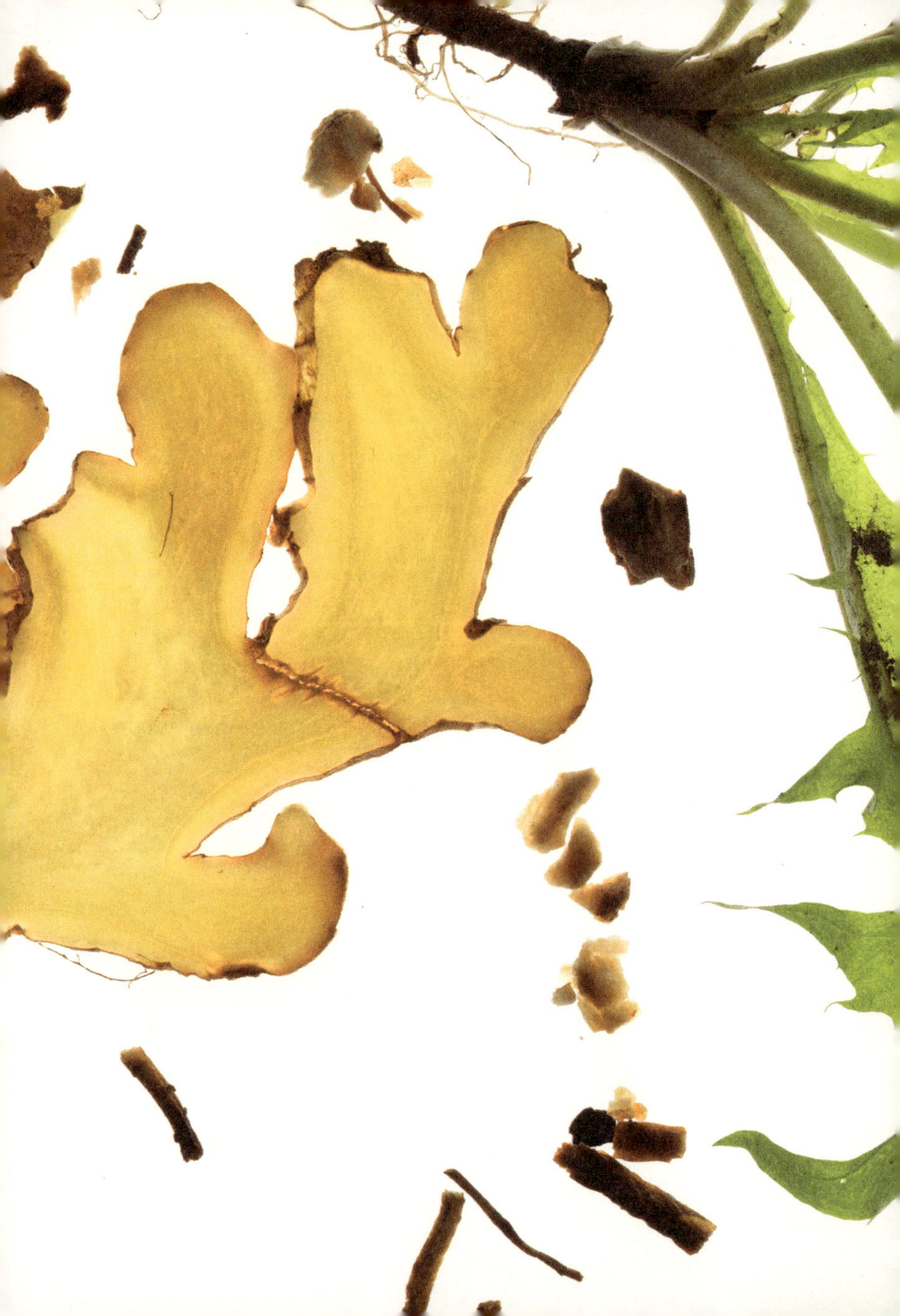

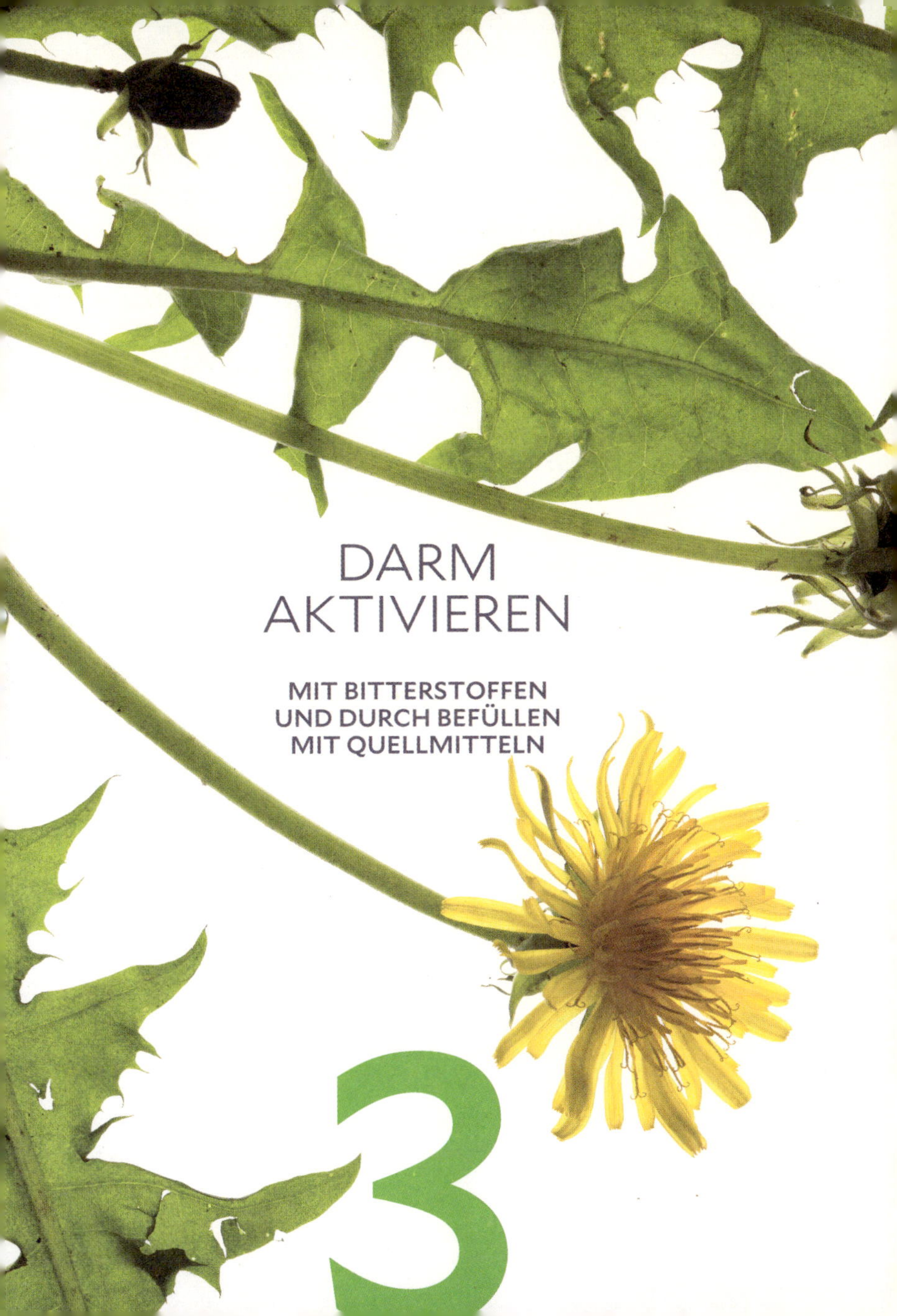

DARM AKTIVIEREN

MIT BITTERSTOFFEN UND DURCH BEFÜLLEN MIT QUELLMITTELN

3

BITTERSTOFFE

Der Schwedenbitter ist für alles gut, hören wir hier und dort. An diesem volksheilkundlichen Spruch ist etwas dran, die Bitterstoffe sind echte Alleskönner. Und auch die Kombination mit Alkohol hat ihre Berechtigung. Viele Bitterstoffe sind chemisch gesehen große Moleküle, und weil der Alkohol die Schleimhäute durchlässiger macht, schubst er sie sozusagen durch die Darmschleimhaut. Im Schwedenbitter sind zudem verschiedene Bitterstoffe vereint, die an verschiedenen Rezeptoren andocken und so ein intensiveres Signal verschicken.

Hauptsächlich wirken Bitterstoffe über den Bitterreiz im Mund, deshalb können wir diesen Pflanzenwirkstoff so feinfühlig mit unserem Geschmackssinn identifizieren. Es dürfte Zehntausende verschiedene Bitterstoffe geben. Um diese zu schmecken, haben wir 25 verschiedene Rezeptoren im Mund. Das zeigt die große Bedeutung dieser Pflanzenwirkstoffe. Von manchen Bitterstoffen wie etwa Strychnin, einem Alkaloid aus der Brechnuss, sind schon fünf bis zehn Gramm tödlich giftig. Wir können bereits ein Gramm Bitterkräuterauszug in einem Kübel Wasser erschmecken. Und weil die Bitterstoffe reflektorisch wirken, muss die Zubereitung auch bitter schmecken, um zu wirken.

BITTERES

» regt die Speichel- und Magensaftausschüttung an,
» fördert den Appetit,
» regt die Gastrinausschüttung an und somit die Motorik von Magen und Dünndarm,
» vermehrt die Gallen- und Pankreasausschüttung,
» mindert Völlegefühl,
» begünstigt die Bildung von Vitamin B12,
» tonisiert,
» regt den Energiestoffwechsel an und macht munter und aktiver,
» wird mit wirksamer Arznei assoziiert.

Bitterstoffrezeptoren gibt es erstaunlicherweise nicht nur auf der Zunge, in Mund und Rachen, sondern auch in der Bronchialmuskulatur der Lunge, in Magen, Dünndarm, Herz, auf der Haut und im Gehirn. Wenn die Lunge Bitteres wahrnimmt, entspannen sich die Atemwege, indem die Bronchialmuskeln erschlaffen und sich die Bronchien erweitern. Diese Wirkung ist sogar ziemlich stark. Wir haben also neben Zubereitungen zum Einnehmen auch die Möglichkeit, bittere Auszüge zu inhalieren, auf die Haut aufzutragen oder darin zu baden. Bitterstoffe, die die Nasenschleimhaut stimulieren, bewirken innerhalb von Minuten eine Stickstoffmonoxid-Freisetzung. Dadurch werden Bakterien vernichtet und Schleim wird schneller abtransportiert.

Werden die Bitterstoffe auf die Haut aufgetragen, so aktivieren sie die Bildung von Lipiden und Schutzproteinen, was die Hautbarriere verbessert. Der Hautstoffwechsel insgesamt wird intensiviert. Die meisten Bitterstoffe sind hitzeempfindlich und auch instabil gegenüber verschiedenen chemischen Einflüssen. Traditionell wurden bittere Pflanzen kalt in Alkohol ausgezogen und als Aperitif oder Digestif getrunken. So können Kräuter und Wurzeln gleich frisch angesetzt werden und der Auszug ist sehr gut haltbar. Zudem macht Alkohol die Schleimhäute durchlässiger und die Bitterstoffe werden leichter aufgenommen. Eine antialkoholische Alternative sind Bitterkräuterpulver, die als Gewürz eine angenehme Note in Salate, Suppen oder Saucen bringen.

BITTERPFLANZEN

Bitterpflanze	Einsatzbereich	Bitterwert
Andorn *Marrubii herba*	Appetit Verdauung	3000
Benediktenkraut *Cnici benedicti herba*	Appetit Verdauung	800
Bitterkleeblätter *Menyanthis folium*	Appetit Verdauung	3000
Enzianwurzel *Gentianae radix*	Appetit Verdauung	10.000 – 30.000
Galgant *Galangae rhizoma*	Verdauung	
Ingwer *Zingiberis rhizoma*	Verdauung Übelkeit	
Isländisch Moos *Lichen islandicus*	Mund- und Rachen Appetit	700
Kaffee	Aktivierung	
Löwenzahnwurzel *Taraxaci radix cum herba*	Verdauung Gallenblase/ Gallenwege	100 – 1000
Schafgarbenkraut *Millefolii herba*	Appetit Verdauung Gastritis Gallenblase/ Gallenwege	5000
Vogelbeere *Sorbus aucuparia*	Verdauung	
Wermut *Artemisia absinthium L.*		10.000 – 20.000

WANN SIND BITTERSTOFFE NICHT ANGEBRACHT?

Bitterstoffdrogen sollten bei Magenübersäuerung, Magengeschwür, Zwölffingerdarmgeschwür und bei bereits bestehenden Gallensteinen nicht eingenommen werden.

KRÄUTERBITTER

Der Kräuterbitter vereint die Wirkungen von bitteren Wurzeln, aromatischen Kräutern und Scharfstoffen zu einem stärkenden und stoffwechselaktivierenden Mittel. Die Glukose des Honigs und der Alkohol fördern die Aufnahme einiger Pflanzenwirkstoffe.

Zutaten:

3 g Wermut
3 g Enzianwurzel
10 g Angelikawurz
5 g Wacholderbeeren
10 g Fenchel
4 g Schafgarbenblüten
5 g Quendelkraut
5 g Minze
5 g Kardamom
10 g Honig
1 l Korn 40%

Zubereitung:

Kräuter in 0,6 Litern Korn ansetzen. 10 Tage auf das Fensterbrett in den Halbschatten stellen und immer wieder schütteln. Dann abseihen (die Flüssigkeit aufbewahren) und nochmals 10 Tage in 0,4 Liter Korn ansetzen. Wieder abseihen, mit dem ersten Filtrat mischen und den Honig zusetzen. In einer dunklen Flasche lagern.

Anwendung:
Kurmäßig 3 Wochen lang täglich vormittags
1 TL Kräuterbitter einnehmen.

PINZGAUER 9-KRÄUTER-PULVER

Neun wirksame Bitterpflanzen, getrocknet und fein gemahlen, ergeben ein Bitterkräuterpulver, das als Gewürz eingesetzt werden kann.

Zutaten:
1 TL Wermutkraut
2 TL Schafgarbenkraut
2 TL Wacholderbeeren
4 TL Fenchelsamen
4 TL Kümmelsamen
2 TL Angelikawurzel
4 TL Löwenzahnwurzel
2 TL Bertramwurzel
1 TL Meisterwurz

Zubereitung:
Alle Zutaten fein mahlen und mischen.

Anwendung:
Das Bitterkräuterpulver kann in Salat, Suppe
oder auch Kaffee eingerührt werden.

LÖWENZAHNTINKTUR

Die vielleicht am besten verfügbare Bitterpflanze ist der Löwenzahn. Alle Teile des Löwenzahns aktivieren unsere Verdauung. Dem Löwenzahn wird nachgesagt, er bringe alle Körpersäfte in *Fluss*, besonders die Galle. Wir können alle Pflanzenteile vom Löwenzahn in diesem Sinne verwenden: junge Blätter, Blüten, Stängel und Wurzel, als Salat, Frischpflanzensaft, Sirup oder Tinktur.

Zutaten:

10 g Löwenzahnwurzel
0,1 l Korn 40%

Zubereitung:

Die Löwenzahnwurzel in der kalten Zeit von Oktober bis März ausgraben, putzen, klein schneiden und bis zur Hälfte in ein Schraubglas geben. Mit Alkohol auffüllen und ein Monat ausziehen. Dann abseihen und in eine dunkle Tropfflasche füllen.

Anwendung:

Kurmäßig 10 Tropfen pro Tag.

MAGEN ABSTIMMEN UND MAGENSÄURE EINSTELLEN

Wenn wir den Magen auf die Verdauungsarbeit einstimmen, arbeitet er besser. Eine seiner Hauptaufgaben ist es dabei, genügend Magensäure herzustellen. Das fällt ihm mit zunehmendem Alter schwerer, wenn die Belegzellen des Magens nicht mehr so aktiv sind oder wenn ihre Anzahl abgenommen hat. Oft ist die Einnahme von Säureblockern notwendig, was die Magensäureausschüttung und somit die Verdauung bremst. Die Magensäure brauchen wir unbedingt, um Eiweiße zu zerlegen. Wenn Proteine in zu großen Bruchstücken in den Darm gelangen, besteht einerseits die Gefahr von allergischen Reaktionen und andererseits können sie nicht aufgenommen werden. Der meistens ziemlich Säure-Basen-neutrale Speisebrei kommt vom Mund in den Magen und stößt auf die sehr saure Salzsäure des Magens mit einem pH-Wert zwischen 1 und 3. Im gesunden Magen schützen Schleimstoffe, sogenannte Mucine, die Magenwand vor der Säure. Sie wirken als Gleitmittel und Schutz vor Selbstverdauung.

EINFLÜSSE AUF DIE MAGENSÄURE

Was fördert Magensäure, wenn das Essen schwer im Magen liegt?	Was bindet zu viel Magensäure, die als Sodbrennen spürbar ist?
» Kräuterbitter vor und nach dem Essen	» Karottensuppe
» Bitterkräuterpulver	» Haferschleim
» Eiweißreiche Speisen als Vorspeise	» Kartoffelpüree
	» Wasser mit mehr als 500 mg/l HCO_3
	» Kräutertee Magenlind

DEN MAGEN SÄUERN

Traditionelle Aperitifs sind alkoholische Bitterkräuterauszüge, die den Magen in Schwung bringen. Doch es gibt auch nichtalkoholische Alternativen wie etwa Naturmolke. Das Eiweiß der Molke fördert die

Magensaftausschüttung und ist gleichzeitig leicht löslich. So belastet es den Magen nicht. In der Kräutermolke unterstützen Magenkräuter die Wirkung des Molkeneiweißes.

KRÄUTERMOLKE

Die Kombination einer Naturmolke mit Magenkräutern ergibt einen alkoholfreien Aperitif. Die Naturmolke liefert essenzielle Aminosäuren, das sind Eiweißbausteine, die der Körper selbst nicht herstellen kann, noch dazu in einem günstigen Verhältnis. Zudem ist das Molkeneiweiß leicht verdaulich, weil es im Magen nicht klumpt, sondern in Lösung bleibt. Die Molke stimmt den Magen auf die Verdauungsarbeit ein. Ysop, Schafgarbe und Minze helfen hier noch kräftig mit. Besonders empfehlenswert ist die Kräutermolke für Sportler mit erhöhtem Eiweißbedarf und für Menschen, die eiweißreiche Lebensmittel nicht so gerne mögen.

Zutaten:

100 g Molkenpulver
1 g Ysop
1 g Schafgarbe
1 g Pfefferminze

Zubereitung:

Kräuter fein mahlen und mit dem Molkenpulver mischen.

Anwendung:

Vor dem Mittagessen 2 TL Kräutermolke in 1/8 l Wasser oder Fruchtsaft auflösen und als Aperitif trinken. Die mit Wasser angerührte Kräutermolke kann auch mit etwas Balsamico-Essig, Olivenöl und einer Prise Salz zubereitet werden.

MAGENLIND-TEE

Schützt die Schleimhaut, hemmt Entzündungen, wirkt entkrampfend und beruhigend. Er fängt überschüssige Magensäure ab.

Zutaten:

10 g Melissenblätter
10 g Kamillenblüten
10 g Malvenblüten
10 g Ringelblumenblüten

Zubereitung:

1 TL der Mischung leicht mörsern und mit einem halben Liter heißem Wasser übergießen. 10 Minuten ziehen lassen und abseihen.

Anwendung:

Einen halben Liter Magenlind-Tee über den Tag verteilt trinken.

HAFERFLOCKENSUPPE

Die Haferflockensuppe hilft bei Magenübersäuerung. Die Fette des Hafers sind mild zum Magen und zusammen mit dem Gemüse fangen sie die überschüssige Magensäure ab.

Zutaten:

1 EL Butter
1 Zwiebel
2 EL Haferflocken
3 Karotten geraspelt
1 l Gemüsebrühe

Zubereitung:

Zwiebel und Karotte in Butter anrösten, Haferflocken zugeben, kurz mitrösten und mit Gemüsebrühe aufgießen. Die Suppe eine Viertelstunde kochen.

NUSSSCHNAPS

Der Nussschnaps bringt Leben in den Magen.

Die Walnüsse werden um Johanni Ende Juni geerntet. Sie sollen außen grün sein, innen ganz leicht braun und sich noch leicht schneiden lassen. Aber Vorsicht: Die Nüsse geben ihre intensive dunkelbraune Farbe auch an die Hände ab.

Zutaten:

2 l Korn
1/4 kg Rohrohrzucker
10 grüne Walnüsse
Wermutkraut (wenig)
15 Wacholderbeeren
1 Sternanis
1 EL Leinsamen, ganz
1 Zimtstange
ein paar Nelken
ein Stück Ingwer

Zubereitung:

Grüne Nüsse vierteln und 2 Tage im Schatten antrocknen lassen, mit Zucker und Korn in ein Gefäß füllen und 6 Wochen mit ein wenig Sonne ziehen lassen. Dabei das Glas immer wieder schwenken. Dann Gewürze zugeben und bis Dezember weiter ziehen lassen. Abseihen, mit Zucker auf die richtige Süße einstellen, nochmals 3–4 Tage stehen lassen und abfüllen.

Anwendung:

Den Nussschnaps zur Stärkung des Magens vor den Mahlzeiten trinken.

PFLANZENSCHLEIME DES LEINSAMENS QUELLEN AUF

Die Pflanzenschleime des Leinsamens binden viel Wasser, sein Volumen wächst an und löst Druck im Darm aus. Dadurch beginnt dieser zu arbeiten. Leinsamen schaffen es also, die Darmperistaltik anzuregen. Am besten verwenden wir ganze Leinsamen, denn aus ihnen wird kaum Blausäure herausgelöst. Zudem können die ungesättigten Fettsäuren nicht mit der Luft reagieren und ranzig werden.

LEINSAMEN ALS DARMAKTIVIERER

Zutaten:

1 EL Leinsamen
150 ml kaltes Wasser

Anwendung:

Den Leinsamen mit dem Wasser eine Woche lang einnehmen.

LEBERKOMPRESSE

Die Leberkompresse oder der Leberwickel stärkt die Leber und regt die Verdauung an. Sie wird nach der Mahlzeit angewendet.

Zutaten:

2 EL Schafgarbe
1/2 l kochendes Wasser
Innentuch, z.B. Stoffwindel oder Geschirrtuch
Zwischentuch, z.B. Mollton oder Flanell
Außentuch, z.B. Wolltuch oder Wolldecke
Wärmflasche

Anwendung:

Mit dem heißen Wasser die Schafgarbe zu einem starken Tee aufgießen und 3–5 Minuten ziehen lassen, dann abseihen. Die Stoffwindel darin tränken, auswinden und zu einem quadratischen Paket zusammenfalten. Dieses im Zwischentuch einpacken. Das Stoffpaket direkt auf die Leber legen, die Wärmflasche darüber geben und mit dem Außentuch befestigen. Die Leberkompresse bleibt so lange drauf, wie es als angenehm empfunden wird, meistens 15–30 Minuten.

FUSSBAD

Bitterstoffe und ätherische Öle werden auch über die Fußsohlen aufgenommen. In diesem Fußbad aktivieren die Bitterstoffe aus Wacholder und Lavendel den Stoffwechsel, Rosmarin tonisiert den Kreislauf und das Salz sorgt für eine gute Aufnahme der Wirkstoffe. Eine Salzkonzentration von 2% fördert zudem die gesunde Hautflora.

Zutaten:

1 EL Wacholderbeeren, angequetscht
1 EL Lavendelblüten
1 EL Rosmarin, geschnitten
40 g Steinsalz
2 l Wasser

Zubereitung:

Die Kräuter in einer Wanne für Fußbäder mit einem Liter heißem Wasser aufgießen und das Salz darin auflösen. Mit dem restlichen Wasser das Bad auf 37 °C einstellen.

Anwendung:

Die Füße in diesem Aufguss etwa eine Viertelstunde baden.

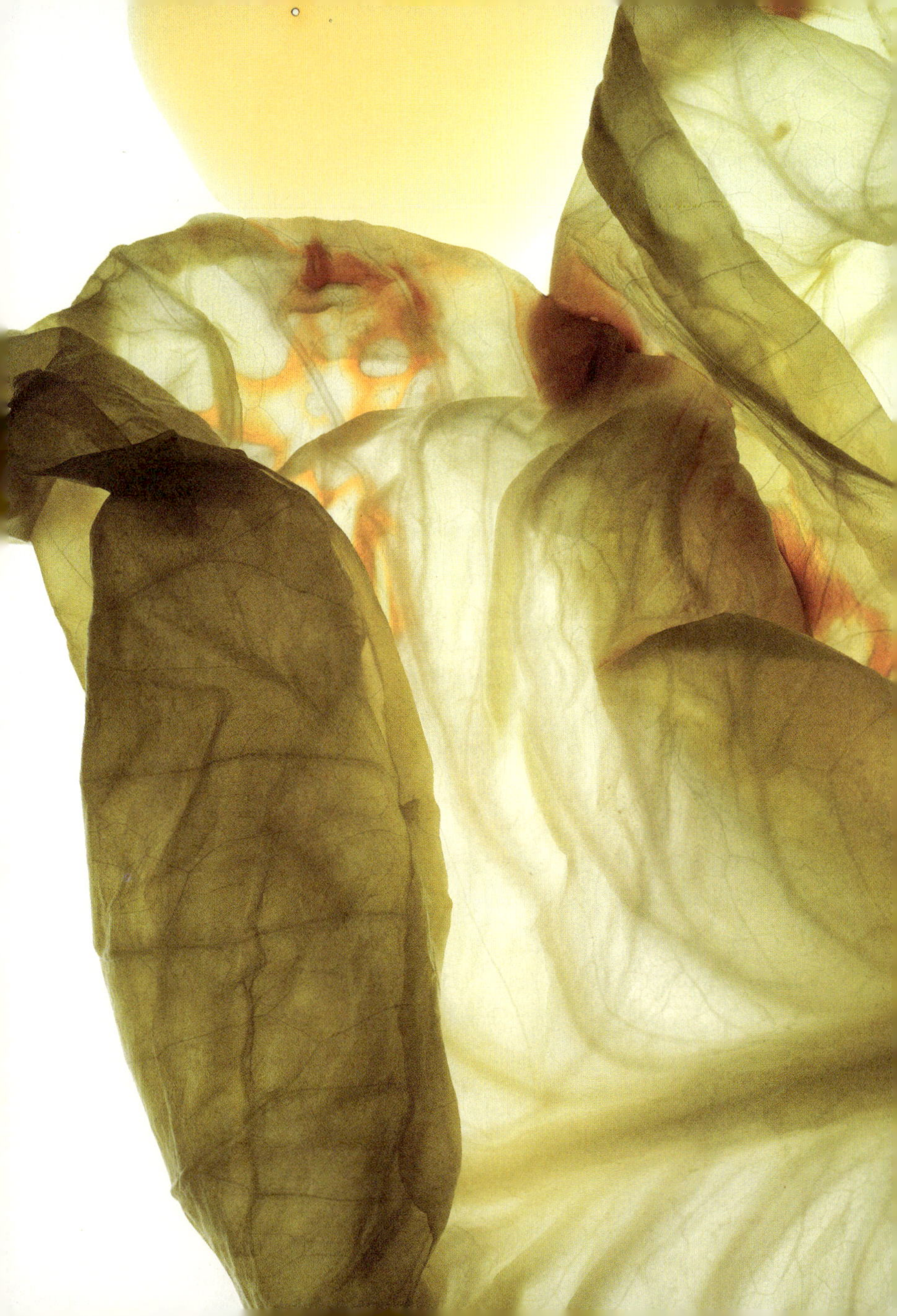

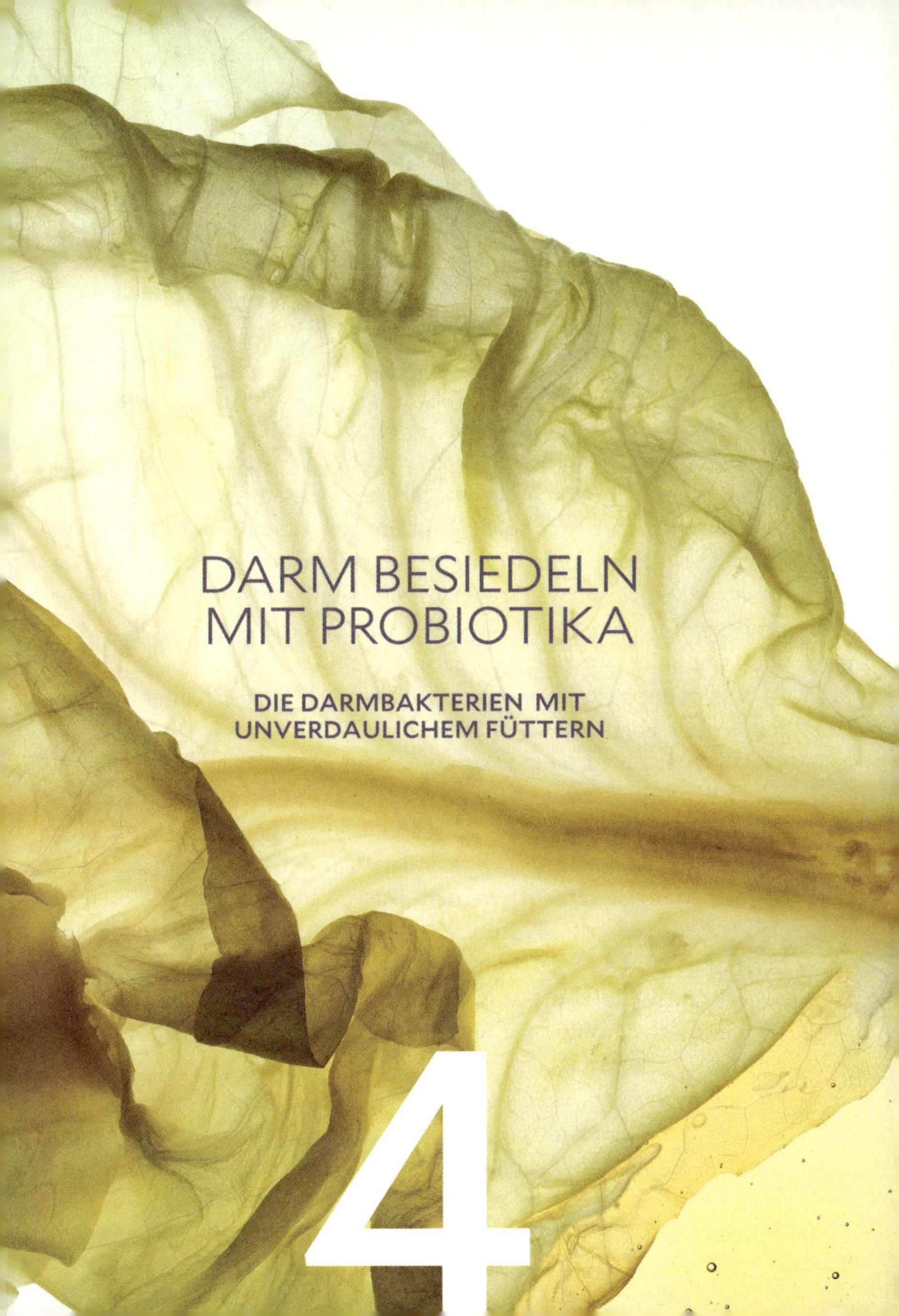

4 DARM BESIEDELN MIT PROBIOTIKA

DIE DARMBAKTERIEN MIT UNVERDAULICHEM FÜTTERN

Eine Reise zu den fermentierten Lebensmitteln ist eine Reise durch die ganze Welt. In allen traditionellen Esskulturen finden wir vergorene, fermentierte Speisen. Was in Asien bei jeder Mahlzeit zelebriert wird, führt in Mitteleuropa heute ein Randdasein: Während dort Kefir, Kombucha, Kimchi und Co. immer noch den Speisezettel bereichern, sind Sauerkraut und Sauermilch, in früheren Zeiten täglich auf unserem Esstisch, heute weitgehend von diesem verschwunden.

Die Bezeichnung *fermentiert* kommt von *Ferment*, wie einst Enzyme bezeichnet wurden. Neben den Enzymen sind es Kleinstlebewesen, vor allem Milchsäurebakterien, Essigsäurebakterien, Hefen und Pilze, die ihre besondere Wirkung ausmachen. Sie leben in und auf fermentierten Lebensmitteln und gleichzeitig auch auf unserer Haut und Schleimhaut. Diesen Zusammenhang sollten wir immer im Auge behalten. Dort, wo die gleiche Besiedelung herrscht, sind auch ähnliche Bedingungen gefragt. Und ein für uns vorteilhaftes Spektrum unserer persönlichen Mitbewohner lässt sich über Lebensmittel erzielen, die diese enthalten.

Was wir für unseren Darm brauchen, sind also, zumindest zum Teil, lebendige Mikroorganismen. Weil Mikroorganismen und Enzyme Temperaturen über 45 °C schlecht vertragen, empfehlen sich unerhitzte fermentierte Lebensmittel. Diese sollten regelmäßig in kleinen Mengen verzehrt werden. Interessanterweise finden wir in den traditionellen Esskulturen in aller Welt solche vergorenen Lebensmittel und Speisen, die tagtäglich verzehrt werden, ob nun das Sauerkraut in Salzburg und Bayern, Joghurt am Balkan, Kefir in Russland oder Kombucha noch weiter östlich. Auch der echte Gärungsessig gehört dazu, für den Alkohol aus Most oder Wein in einem *offenen System* zu Essig vergoren wird. In einem offenen System werden Essigsäurebakterien aus der umgebenden Luft eingefangen. Nur so bekommt ein Lebensmittel seinen unvergleichlichen regionalen Fingerabdruck und seine unvergleichliche kulturelle Vielfalt an Bakterienarten.

Wir brauchen jeden Tag fermentierte Lebensmittel und Speisen, doch jeden Tag nur ein klein wenig.
Volksweisheit

Eine Empfehlung aus der Volksheilkunde für einen gesunden Darm meint, *jede Stunde einen Schluck Buttermilch* wirke am besten. Dies ist auf alle Fälle ein guter Hinweis auf die Bedeutung der kleinen Portionen fermentierter Lebensmittel.

Darmbakterien arbeiten für unsere Darmgesundheit. Sie senken den pH-Wert und schaffen so ein freundliches Umfeld für physiologische Bakterien und schlechte Lebensbedingungen für pathogene Arten. Sie liefern den Darmepithelien kurze Fettsäuren wie etwa Buttersäure und andere verwertbare Nährstoffe als Energiequelle. Den unangenehmen Bewohnern schnappen sie Nahrung und Nistplatz weg. Und sie scheiden Bakteriocine aus, das sind Substanzen, die vor krankmachenden Mikroorganismen wie Clostridien, Staphylokokken oder Listerien schützen. Auch kleine Mengen an Wasserstoffperoxid setzen sie ständig frei, um den Darm sauber zu halten.

DIE VIELEN HABEN DAS SAGEN

Physiologische Darmbakterien besetzen im besten Fall alle Plätze auf dem Darmepithel. So haben krankmachende Keime wenig Chance, sich niederzulassen. Auch die Nahrung wird knapp, wenn sich bereits viele tummeln. Wenn gute Darmbakterien sehr zahlreich vorhanden sind, werden die unangenehmen vertrieben: Antimikrobielle Wirkungen gegenüber *Staphylococcus aureus, Salmonella typhimurium, Clostridium perfringens, Escherichia coli, Vibrio spp.* und *Shigella spp.* konnten bereits nachgewiesen werden. Die Überlebensrate der Milchsäurebakterien im oberen Verdauungstrakt scheint von der Pufferkapazität des fermentierten Lebensmittels gegenüber der Magensäure abhängig zu sein. So hat etwa Joghurt eine hohe Pufferkapazität.

TÄGLICHER NACHSCHUB AN LEBENDIGEN LEBENSMITTELN

Ein Drittel bis die Hälfte des festen Anteils am Stuhl besteht aus ausgedienten Bakterien, ein weiteres Drittel sind Ballaststoffe, der Rest sind sonstige unverdauliche Bestandteile. Wir verlieren also ständig ganz ansehnliche Mengen dieser wichtigen Bakterien. Deshalb ist auch Nachschub von außen gefragt und zwar möglichst täglich. Die gesamte Bakterienmasse in unserem Körper wiegt etwa zwei Kilogramm, und sie sollte nicht weniger werden.

BEISPIELE FÜR FERMENTIERTE LEBENSMITTEL:

» Sauerkraut, Sauerkrautsaft
» Guter Gärungsessig
» Honig (vom regionalen Imker), Sauerhonig
» Honigbrot, Met
» Sauermilch, Buttermilch, Joghurt, Kefir, Lassi
» Käse, Sauerrahmbutter
» Sauerteigbrot, Brottrunk
» Most, Weine
» Bier
» Hollersprudel
» Schwarzer Tee, Kombucha
» Kaffee, Kakao

Wenn wir den pH-Wert im Darm senken, vermehren sich die guten Darmbakterien ebenfalls. Das schaffen wir durch mehr organische Säuren aus Essig, Früchten oder milchsauren Lebensmitteln (z.B. Joghurt, Sauermilch, Buttermilch, Sauerkraut).

WIRKUNGEN DER DARMBAKTERIEN

- » Bessern Unverträglichkeiten
- » Senken den Cholesterinspiegel
- » Verhindern das Anhaften von krankmachenden Keimen am Darmepithel
- » Bilden Bakteriocine
- » Hemmen Entzündungen
- » Hemmen die Schmerzwahrnehmung im Darm
- » Aktivieren das Immunsystem
- » Binden und deaktivieren mutagene Substanzen
- » Hemmen das Wachstum von Tumoren

BAKTERIOCINE

Wird die Temperatur aus irgendeinem Grund zu hoch, müssen die guten Bakterien ihr Leben lassen. Doch sie hinterlassen wirksame Spuren: Bakteriocine. Das sind Proteine, die bestimmte Bakterienstämme unterdrücken. Deshalb halten die Wirkungen der Milchsäurebakterien auch dann noch an, wenn diese bereits durch Überhitzung abgestorben sind, wie etwa im Sauerteigbrot oder im gekochten Sauerkraut.

Es gibt sogar Milchsäurebakterien, die mit ihren Bakteriocinen krankmachende Keime wir Listerien, Clostridien oder Staphylokokken in ihrem Wachstum hemmen. Manche dieser Bakteriocine werden schon als biologische Konservierungsstoffe eingesetzt.

ESSIG SELBST GEMACHT

Für einen guten Essig brauchen wir Alkohol, Essigsäurebakterien aus der Luft und Zeit, sonst nichts. Klingt wirklich einfach. Doch das Handwerk der Essigherstellung ist eines, das viel Erfahrung erfordert. Beruhigend ist allerdings: Unsere Nase erkennt einen guten Essig schnell! Es duftet ganz speziell säuerlich, und diesen Duft haben wir gespeichert.

APFELESSIG

Mit lebendigen Essigsäurebakterien

Zutaten:

5 l Apfelmost
Essigmutter (Essigsäurebakterien)

Zubereitung:

Den Apfelmost in ein Ballonglas mit breiter Öffnung geben und bis zur breitesten Stelle auffüllen. Der Most braucht viel Luftkontakt. Die Essigmutter zugeben, um den guten Bakterien einen Startvorteil zu geben. Diese ist nicht unbedingt notwendig, sichert aber die richtige Gärung. Die Öffnung mit einem sauberen, feinen Gewebe abdecken. Das Ballonglas nun an einen Platz stellen, der eine Temperatur zwischen 15 und 25 °C hat. Die Dauer der Essigsäuregärung hängt von der Temperatur ab.

Anwendung:

Kulinarisch für Salate und zum geschmacklichen Abrunden von Speisen. In einer Verdünnung mit 5 Teilen Wasser hat der Gärungsessig einen günstigen Einfluss auf die Flora der Haut.

HEILESSIG DARMFIT

Essig ermöglicht uns einen haltbaren, kalten Kräuterauszug. Das ist besonders für den Darm sehr hilfreich, wenn wir die Wirkstoffe der Darm-Heilkräuter in Essig ausziehen. Mit dem Heilessig wird das morgendliche Essigwasser individuell auf den Anwender abgestimmt.

Zutaten

10 g Meisterwurz
3 g Wermut
10 g Wacholderbeeren
10 g Ysop
20 g Kümmel
8 g Schafgarbe
10 g Minze
10 g Löwenzahnwurzel
5 g Galgant
0,25 l Gärungsessig

Zubereitung:

Alle Zutaten in ein Schraubglas geben und mit dem Essig übergießen. 4 Wochen ziehen lassen und dann abseihen.

Anwendung:

Den aktivierenden Heilessig kulinarisch oder als morgendliches Essigwasser verwenden.

SAUERHONIG

Heilsames aus Honig, Essig und Kräutern

Der Sauerhonig, bei alten Heilkundigen bekannt als *Oxymel*, verbindet die Wirkung unserer besten Darmpflegemittel zu einer Einheit. Zu den aktiven Essigsäurebakterien kommt der Honig mit seiner gesundheitsfördernden Flora, seinen lebendigen Enzymen und leicht verwertbaren Nährstoffen hinzu. Es gibt verschiedene Praktiken zur Herstellung von Sauerhonig. Das hier vorgestellte Rezept ist sehr schonend und belässt alle Zutaten unerhitzt. Zudem liefert es alle Geschmacksrichtungen, in Verbindung mit ein wenig Schärfe und einer herben Abrundung. Dieser Sauerhonig lässt sich hervorragend kulinarisch in den Alltag einbauen. Als Kur für die Darmflora eignet er sich mit Wasser als Morgengetränk.

SAUERHONIG DARMFIT

Aktiviert die Verdauung

Zutaten:

10 g Steinsalz
750 g Honig
0,25 l Heilessig Darmfit

Zubereitung:

Den Honig im Darmfit-Essig auflösen und das Salz zugeben.

Anwendung:

Morgens nüchtern einen Esslöffel Sauerhonig mit einem Glas lauwarmem Wasser verdünnen und trinken. Der Sauerhonig kann auch zum Abrunden von Saucen und Suppen verwendet werden.

MILCHSAURES GEMÜSE

Milchsäurebakterien sind überall (*ubiquitär*) und mögen es feucht und sauerstoffarm. Deshalb muss das Gefäß während der Gärung dicht verschlossen werden. Unter diesen Bedingungen können andere Mikroorganismen nur schwer überleben, und so wird das Lebensmittel lange haltbar.

DIE 3 PHASEN DER MILCHSÄUREGÄRUNG:

1. In der ersten Phase sind noch verschiedene Bakterienstämme beteiligt. Sie verbrauchen den mit der Luft eingebrachten Sauerstoff und produzieren verschiedene Gase, die zu Schaumbildung führen können. Die Gärgefäße sollten daher nur zu vier Fünftel gefüllt werden. Während der ersten Phase (etwa eine Woche) stellen Sie das Gärgefäß am besten in die Küche oder einen anderen warmen Raum mit einer Temperatur von 20 bis 25 °C.

2. Nach dieser Woche setzen sich die erwünschten Milchsäurebakterien durch, und es kommt zur eigentlichen Säuerung und Geschmacksbildung. Diese Phase dauert etwa 3 Wochen, die Temperatur sollte etwa 15 °C betragen.

3. Für die letzte Phase, die noch einmal so lange dauert, sollte der Gärtopf kühl zwischen 0 und 10 °C gelagert werden. Die Gärung ist nach insgesamt etwa 6 Wochen weitgehend abgeschlossen. Es steigen dann keine Bläschen mehr auf, und das Gemüse schmeckt angenehm sauer.

Für Schraubgläser mit 0,5 l Volumen

ROTE RÜBEN MILCHSAUER

Pro Glas:

Rote Rüben, fein gerieben oder in kleinen Würfeln
1 Scheibe Meerrettich
1 Lorbeerblatt
1 gehäufter TL Steinsalz
1 TL Molke
Abgekochtes und ausgekühltes Wasser

KOHLRABI MILCHSAUER

Pro Glas:

Kohlrabi in Würfeln oder Scheiben
1 Zweig Estragon
1/4 TL Koriander
1 gehäufter TL Steinsalz
1 TL Molke
Abgekochtes Wasser

SELLERIE MILCHSAUER

Pro Glas:

Knollensellerie, fein geraffelt
Selleriegrün
1 EL rote Paprika in kleinen Würfeln
1 gehäufter TL Steinsalz
1 TL Molke
Abgekochtes Wasser

ZUCCHINI MILCHSAUER

Pro Glas:

Zucchini in Scheiben
1 Knoblauchzehe
Evtl. 1 Rosmarinzweig
1 gehäufter TL Steinsalz
1 TL Molke
Abgekochtes Wasser

SAUERKRAUT

Pro Glas:

Weißkraut, fein gehobelt und geknetet, mit 1 TL Salz
2 EL Weißwein
4 frische Weinblätter (wenn vorhanden)
Abgekochtes Wasser

JOGHURT

Joghurt selber zu machen bedeutet auch, eine Vielfalt an Milchsäurebakterien einzufangen. Zu Hause haben wir ein offenes System, wir bringen den mikrobiellen Fingerabdruck unserer Umgebung in das Lebensmittel.

Zutaten:

1 l Milch

Joghurtkultur oder 1 Bauernjoghurt

Zubereitung:

Rohmilch zuerst auf 75 °C erwärmen, dann wieder auf 38–40 °C abkühlen und die Kultur bzw. das Joghurt untermischen. Die Milch wird nun solange bei 38–40 °C warmgestellt, bis sie dickgelegt ist. Das dauert etwa 8 Stunden.

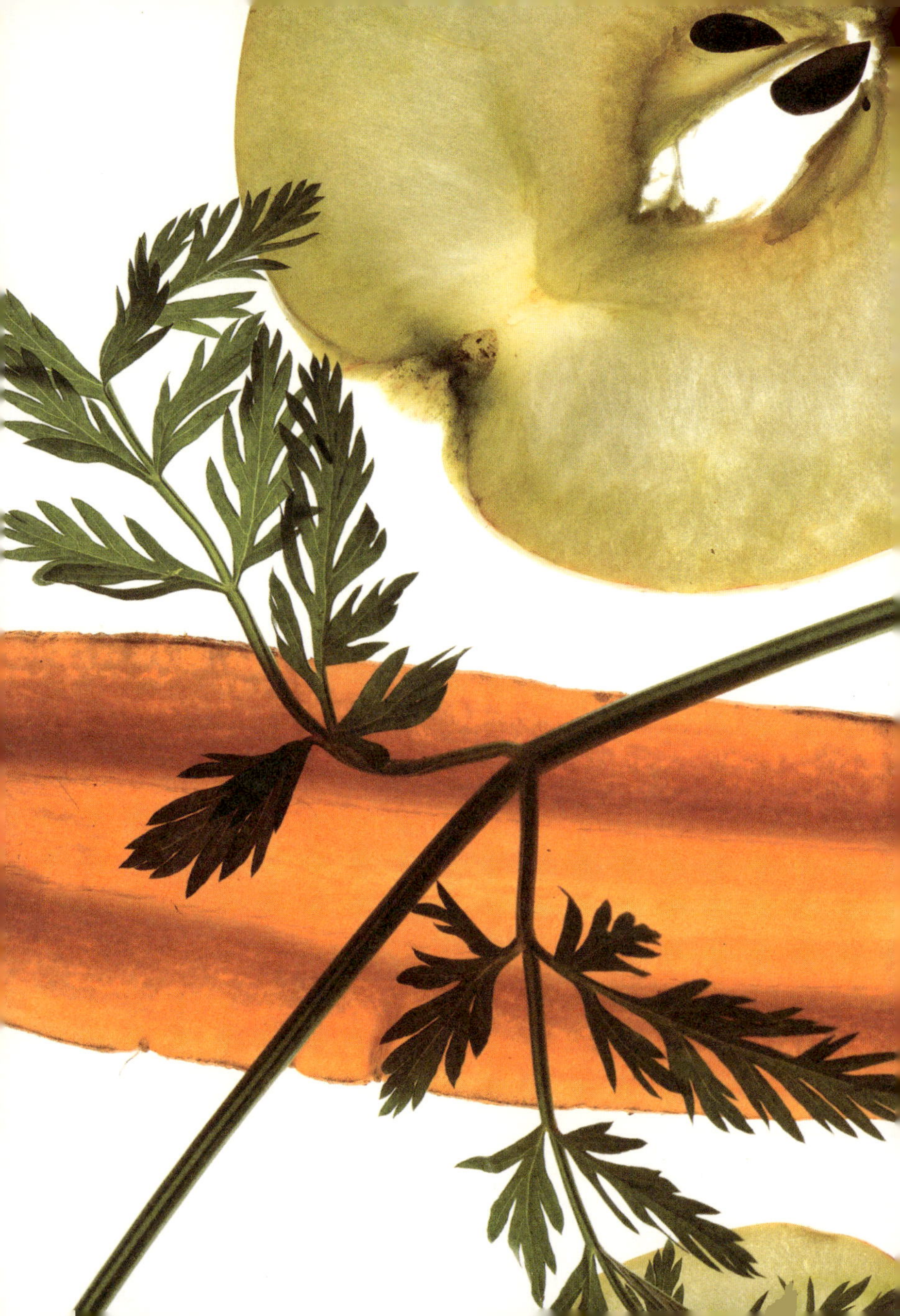

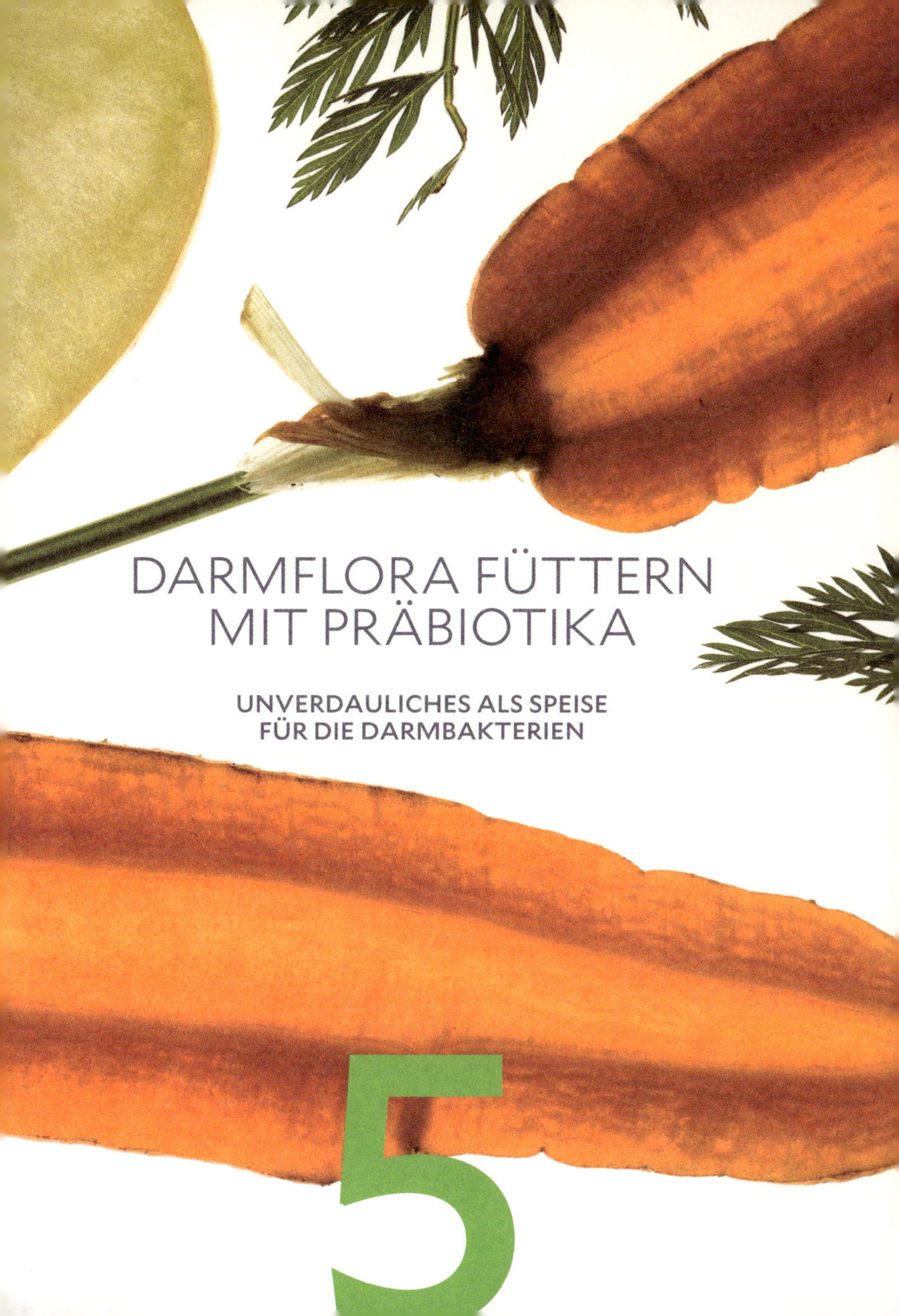

DARMFLORA FÜTTERN MIT PRÄBIOTIKA

UNVERDAULICHES ALS SPEISE FÜR DIE DARMBAKTERIEN

5

BALLASTSTOFFE ALS FUTTER

Darmbakterien essen am liebsten das, was wir nur als „Ballast" bezeichnen: unverdauliche Kohlenhydrate. Ballaststoffe, die uns satt machen, nähren zudem also auch noch die Bakterien im Dickdarm. Dadurch entstehen kurzkettige Fettsäuren wie Buttersäure, Essigsäure oder Propionsäure, die dann unseren Darmzellen als Energiequelle zur Verfügung stehen.

Das Füttern der Darmbakterien haben wir in den letzten Jahrzehnten stark vernachlässigt. Vor 100 Jahren haben wir noch an die 100 Gramm Ballaststoffe pro Tag gegessen, heute sind es nur mehr rund 20 Gramm! Kein Wunder, dass viele unserer Mitbewohner einfach verhungern.

Wenn wir an Ballaststoffe denken, fallen uns meistens zuerst schwere Vollkornbrote ein, mit ganzen oder geschroteten Körnern. Doch es gibt Ballaststoffe auch in leichterer, genussvollerer Form. Das Vollkorngetreide kann ganz fein vermahlen werden und ist so für uns leichter verdaulich. Durch eine lange Teigruhe zwischen den Verarbeitungsschritten bildet sich resistente Stärke. Diese sättigt uns gut und nährt auch die Darmbakterien.

Ballaststoffe, die in Wasser zu Gelen aufquellen, werden als wasserlöslich eingestuft. Sie machen den Stuhl geschmeidiger und sind bekömmlicher. Ein Gramm Pektin etwa kann 60 Gramm Wasser binden. Wer also bisher kaum Ballaststoffe gegessen hat, kann mit Pektin anfangen: Enthalten ist es in Äpfeln, Marillen, Bananen, Beerenfrüchten und Karotten. Pektin nährt die Darmbakterien so gut, dass diese sich schnell vermehren können und sogar das Stuhlgewicht durch die größere Bakterienmasse erhöhen.

Wasserunlösliche Ballaststoffe wie Zellulose, Hemizellulose oder Lignin quellen kaum auf. Sie erhöhen das Stuhlgewicht durch unverdaute Anteile.

BALLASTSTOFFE BEWIRKEN

» **Mehr Kauen**
» **Mehr Speichefluss**
» **Langsameres Essen**
» **Stärkere Füllung von Magen und Darm**
  - Angenehmes und langanhaltendes Sättigungsgefühl
  - Kürzere Transitzeit, mehr Stuhlgewicht, häufigerer Stuhlgang
» **Langsamere Entleerung des Magens**
» **Gute Ernährung der Darmbakterien**
» **Bildung kurzkettiger Fettsäuren**
  - Gute Bedingungen für Darmbakterien
  - Energielieferanten für Darmzellen
  - Hemmung der Cholesterinbildung
» **Pufferung der Magensäure**
» **Langsamer Blutzuckeranstieg**
» **Stärkung des Immunsystems**

Präbiotika	**Zusammensetzung**	**Quellen**
Inulin	Mehrfachzucker aus bis zu 100 Fruktose-Molekülen mit einer Glukose am Ende	Zwiebel und Zwiebelgewächse, Topinambur, Schwarzwurzel, Löwenzahnwurzel, Chicorée, Artischocke, Pastinake, Alant
Lactit	Synthetischer Zuckeraustauschstoff	E 966
Lactulose	Galaktose, Fruktose	Erhitzte Milch
Pektin	Galakturonsäure, Rhamnose, Arabinose, Galaktose u.a.	Apfel, Apfeltrester, Karotte, Johannisbeere, Eibischwurzel, Heidelbeeren, Roggen, Hafer
Raffinose	Galaktose, Glukose, Fruktose	Hülsenfrüchte
Resistente Stärke	Kristallisierte Stärke	Entsteht durch nochmaliges Erwärmen von Stärke wie etwa im Roggensauerteigbrot oder im Kartoffelteig
Stachyose	Mehrfachzucker aus 2 × Galaktose, Glukose, Fruktose	Soja

VIEL FRUCHT DRÜCKT DIE STIMMUNG

Unsere Verdauung ist nur für kleine Mengen Fruktose ausgelegt. Essen wir zu viele Früchte, so bindet die Fruktose den Eiweißbaustein Tryptophan, und dieser ist somit nicht mehr verfügbar. Zu viel Fruktose dezimiert also Tryptophan, und das brauchen wir, um es durch die Blut-Hirn-Schranke zu schleusen und dort das Glückshormon Serotonin herzustellen.

Irgendwo zwischen drei und zehn Stück Obst pro Tag sind bei den meisten Menschen die Transportsysteme für Fruktose überlastet. Sie bemerken das an Übelkeit, Durchfall, Bauchweh oder Blähungen. Das liegt nicht unbedingt allein am Obst: Tatsächlich ist der Fruktosekonsum in den letzten Jahrzehnten stark gestiegen, nachdem die Lebensmittelindustrie diesen Zucker entdeckt hat. Heute steckt er in vielen Getränken und Süßwaren.

ROGGENSAUERTEIGBROT

Für ein gutes Roggensauerteigbrot brauchen wir nur Roggenmehl, ein wenig Weizen oder Dinkel, Gewürze, Wasser und, ganz wichtig, Milchsäurebakterien. Diese Milchsäurebakterien schwirren ständig in unserer Umgebung herum, doch wir können sie selbst einfangen und den Sauerteig so von Grund auf selber machen.

SAUERTEIGANSATZ

Zutaten:

9 EL Roggenvollkornmehl
9 EL Wasser

Zubereitung:

Die Zubereitung des Sauerteigansatzes dauert mindestens 3 Tage. Am ersten Tag werden 3 EL Roggenmehl mit 3 EL Wasser (Zimmertemperatur) vermischt und in ein Schraubglas gegeben. Der Deckel wird nur auf das Glas gelegt und nicht zugeschraubt. Dazu eignen sich Einweckgläser mit Glasdeckel oder Drahtbügelgläser ohne Gummi gut. So kann die Luft aus der Umgebung mitsamt den Bakterien hinein.

An den nächsten beiden Tagen werden wieder jeweils 3 EL Roggenmehl und 3 EL Wasser eingerührt. Duftet der Sauerteigansatz fein säuerlich und wirft er Blasen, so ist er für das Brotbacken bereit. Er hält auch einige Wochen im Kühlschrank durch, oder er kann getrocknet und später mit Wasser wieder aufgeweckt werden.

ROGGENSAUERTEIGBROT

Wenn wir das Roggensauerteigbrot mit Vollkornmehl machen, so haben wir mit jeder Scheibe Brot folgenden Mehrwert gegenüber Auszugsmehl: die Ballaststoffe als Präbiotikum (die Bakterien freuen sich über das üppige Mahl), Lignane als Phytoöstrogene, Alkylresorcinol (wirkt antithrombotisch, antimutagen und entzündungshemmend), viel vom Vitamin-B-Komplex und einen ganzen Haufen Mineralstoffe.

Zutaten:

50 g Sauerteigansatz
1,5 kg Roggenvollkornmehl
0,3 kg Dinkel- oder Weizenmehl
1,2 kg Roggenmehl
45 g Salz
27 g Kümmel
3 g Schabzigerklee
3 g Anis
15 g Koriander
4 g Kardamom
Wasser

Zubereitung:

Zuerst geben wir zum Sauerteigansatz 1,5 kg Roggenvollkornmehl und ungefähr gleich viel Wasser. Es entsteht ein zäh reißender Teig. Jetzt ist erst einmal Teigruhe angesagt. Diese sollte etwa 12 Stunden dauern. Der Teig mag es bei 20–25 °C am liebsten. Nach dieser Ruhephase nehmen wir etwas Sauerteig weg, für den nächsten Backtag. Dann geht's weiter mit allen anderen Zutaten. Gut mischen und so viel Wasser zugeben, dass ein recht weicher Teig entsteht. Am besten gelingt das in einem großen Weidling oder einem Brotschaffel. Und schon wieder möchte der Teig ausruhen, also zudecken und weitere 4 Stunden stehenlassen oder so lange, bis sich Blasen bilden. Jetzt können wir den Teig in Stücke teilen, je nachdem, wie groß die Brote werden sollen. Diese Teige kneten wir jetzt nur noch leicht, formen sie und legen sie in Brotkörbe. Noch einmal darf der Brotteig 1–2 Stunden ruhen, dann kommt er bei 250 °C in den heißen Backofen. Nach etwa 10 Minuten auf 220 °C zurückschalten. Diese abfallende Temperatur imitiert ein wenig den Holzofen. Nach ungefähr einer Stunde ist das Brot fertig. Wenn man auf die Unterseite klopft, klingt es hohl.

HEIDELBEEREN

Heidelbeeren galten lange Zeit als wichtiger Bestandteil jeder Hausapotheke, sind sie doch ein gutes Mittel gegen Durchfall.

Menge pro Tag:

10–15 g Heidelbeeren, getrocknet, für Kinder von 1–4 Jahren
15–20 g Heidelbeeren, getrocknet, für Kinder von 4–10 Jahren
20–60 g Heidelbeeren, getrocknet, ab 10 Jahren

Zubereitung:

Getrocknete Heidelbeeren mit einem halben Liter heißem Wasser aufgießen und 10 Minuten zugedeckt ziehen lassen.

Anwendung:

Nach Bedarf trinken.

SYNBIOTIKA

Synbiotika vereinen lebende, gesunde Bakterien mit dem Futter für genau diese. Beides finden wir vor allem in vergorenen Getreidezubereitungen. In der Welt der fermentierten Lebensmittel spielen auch wirklich Getränke aus Getreide eine gewichtige Rolle, allem voran das Bier. Sauerteigbrotreste können im Brottrunk verwertet werden, einem säuerlichen Getränk, das den Darm in günstiger Form beeinflusst.

BROTTRUNK (KWAS)

Im Brottrunk vereinen wir Vollkorngetreide mit aktiven Milchsäurebakterien aus dem Sauerteig und dem Honig.

Zutaten:

Altes, trockenes Roggensauerteigbrot
125 g Sauerteig
1 Prise Salz
125 g Honig
Saft einer Zitrone
4 l Abgekochtes Wasser oder Kräutertee

Zubereitung:

Das harte Brot mit dem heißen Wasser oder Kräutertee, zum Beispiel Pfefferminztee, übergießen und bis zum nächsten Morgen ziehen lassen. Durch ein Tuch abseihen und das Brot gut ausdrücken. Salz, Honig, Zitronensaft und Sauerteig untermischen, gut umrühren und nochmals 1–2 Tage fermentieren lassen. Dabei ab und zu umrühren. Wenn der Kwas blubbert, kann er in Flaschen abgefüllt werden. Um zu sehen, ob Kohlensäure entsteht, können Rosinen zugegeben werden. Diese steigen auf, wenn ein Überdruck entsteht. Nach Bildung von etwas Kohlensäure werden die Flaschen in den Kühlschrank gestellt. Der Brottrunk ist ein gutes Erfrischungsgetränk für den Sommer oder eine Basis für Sommersuppen.

KAROTTENSUPPE

Diese spezielle Karottensuppe hilft in sanfter Weise bei akutem Durchfall. Durch das lange Kochen der Karotten entstehen aus dem Ballaststoff Pektin die sogenannten Oligogalakturonide, das sind Verbindungen, die die krankmachenden Darmkeime binden. Das ursprüngliche Rezept hat Ernst Moro vor mehr als 100 Jahren entwickelt.

Zutaten:

500 g geschälte Karotten
3 g Salz
1 TL Butter
1 EL Honig
1 l Wasser

Zubereitung:

Die Karotten in einem Liter Wasser eine Stunde kochen, pürieren, mit Wasser wieder auf einen Liter auffüllen, Salz, Butter und Honig zugeben.

Anwendung:

Bei akutem Durchfall nach Bedarf essen.

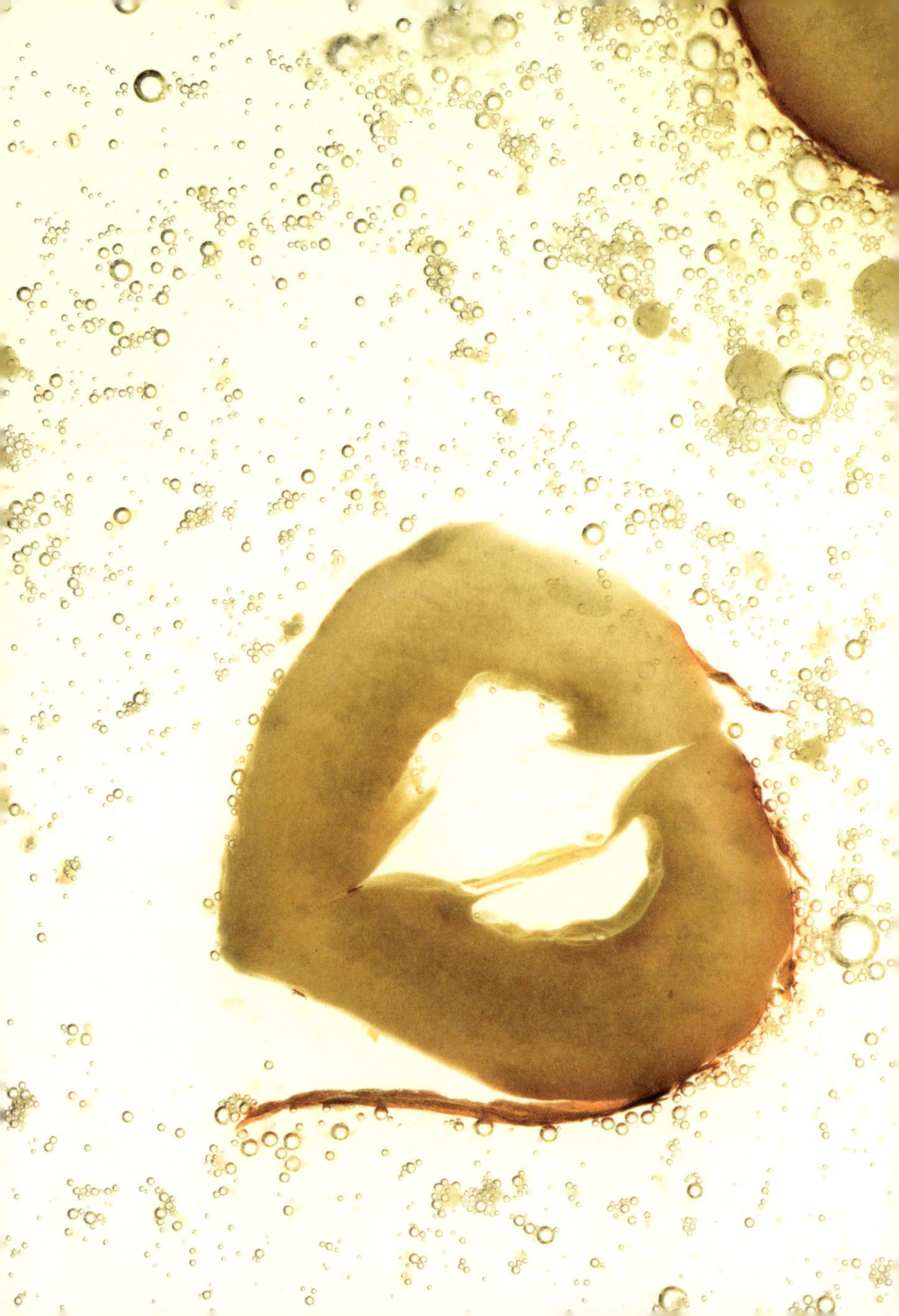

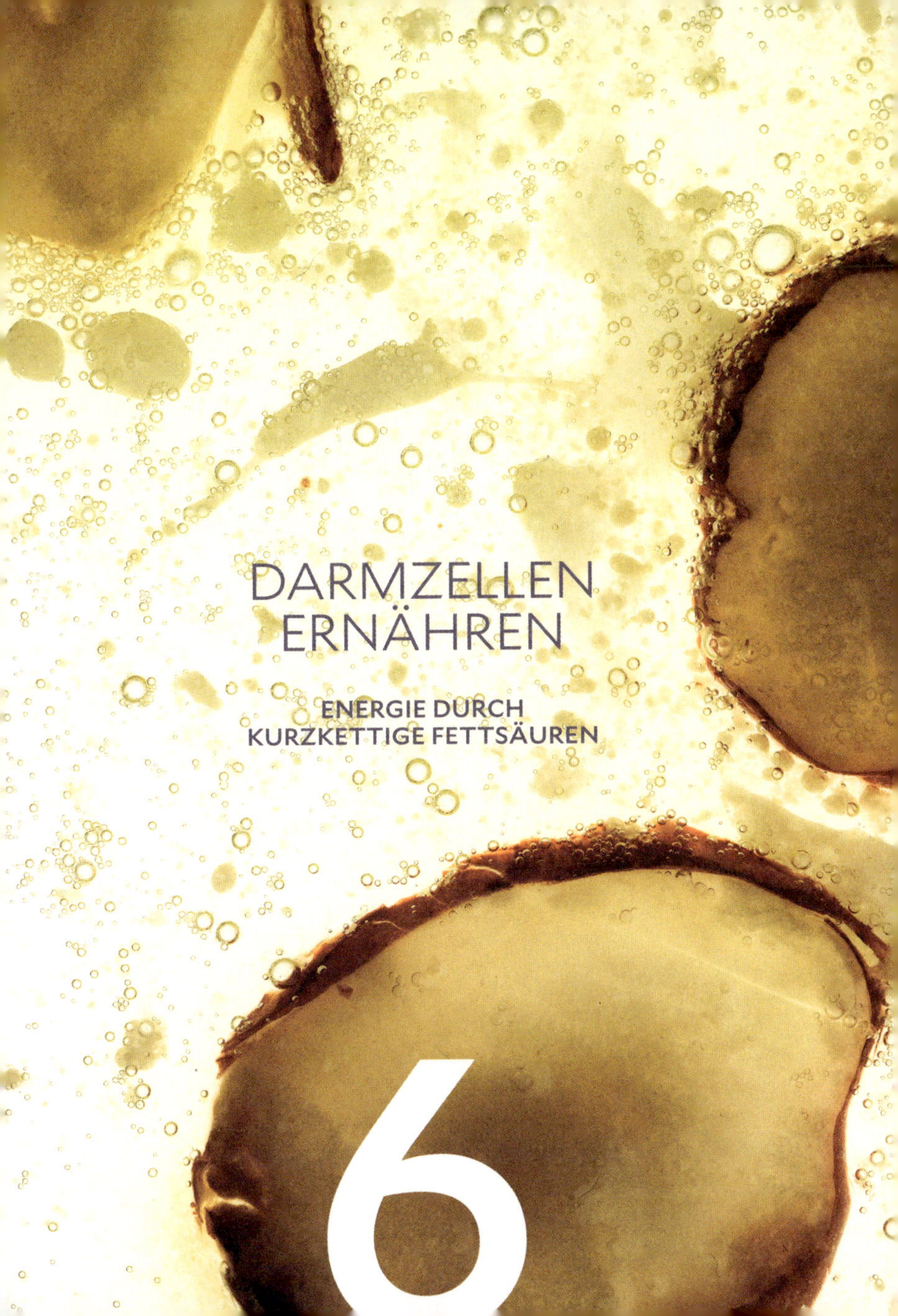

DARMZELLEN ERNÄHREN

ENERGIE DURCH KURZKETTIGE FETTSÄUREN

6

Essigsäure, Propionsäure und Buttersäure sind ganz kurze Fettsäuren, die gute Energielieferanten für die Darmzellen darstellen. Die Namen lassen teilweise schon erahnen, wo wir diese Fettsäuren finden: Essig, Käse und besonders Butter liefern sie uns auf den Teller.

Bakterien, die gerne ohne Sauerstoff leben, sogenannte *Anaerobier*, können solch kurze Fettsäuren ebenfalls herstellen. Sie vergären Ballaststoffe zu Essigsäure, Propionsäure und Buttersäure. Im gesunden Darm leben auch genügend solcher Bakterien, die das können. Und diese kurzen Fettsäuren haben spezielle Wirkungen. Sie halten das Milieu im sauren Bereich, sorgen für eine gute Durchblutung der Darmschleimhaut und für die Bildung von Schleim, der die Darmwand schützt. Der vielleicht wichtigste Effekt ist aber die Versorgung der Darmwandzellen mit gut verwertbarer Energie.

Butter bleibt uns also auch aus gesundheitlicher Sicht erhalten, sie ist das perfekte Streichfett auf ein Roggensauerteigbrot. Die Kombination von Ballaststoffen aus dem Roggenvollkornmehl und kurzkettigen Fettsäuren aus der Butter ist als Energielieferant für den Darm kaum zu übertreffen. Zusätzlich kommen, wenn der Teig zwischendurch eine lange Teigruhe hatte, auch noch Ballaststoffe aus resistenter Stärke dazu, welche von den Bakterien sehr gut fermentiert werden kann. Auch Kokosöl hat einen beachtlichen Anteil an relativ kurzkettigen Fettsäuren. Olivenöl und Haselnussöl liefern viel Ölsäure, und Leinöl und Walnussöl liefern Omega-3-Fettsäuren.

ENERGIE FÜR DEN DARM:

» Butter und Butterschmalz
» Kokosöl
» Olivenöl
» Haselnussöl
» Leinöl
» Walnussöl
» Essig

KRÄUTERBUTTER

Die Kräuterbutter verbindet die Energiequelle Buttersäure mit den Lauchölen von Knoblauch oder Bärlauch und den Farbstoffen der Blüten.

Zutaten:

100 g Butter
2 Knoblauchzehen, gehackt (oder 10 Bärlauchblätter, fein geschnitten)
1 EL Zitronensaft
1 EL Petersilie oder Giersch, fein gehackt
1 EL bunte Blüten von Kräutern, wenn vorhanden
1 EL Weinbrand
Steinsalz
Pfeffer

Zubereitung:

Alle Zutaten in die weiche Butter einrühren, in Form bringen und kühl stellen.

HIMBEERESSIG

Der Himbeeressig vereint die vielen organischen Säuren aus der Himbeere mit der Essigsäure. Die Himbeere enthält mehr organische Säuren als etwa Orange oder Grapefruit. Das vermuten wir zunächst nicht. Sie hat nämlich gleichzeitig so viele Schleimstoffe, dass der Geschmack der Säuren kaschiert wird. Der Himbeeressig wirkt durch die Schleimstoffe kühlend und bietet viel Nahrung für die Darmzellen.

Zutaten:

125 g frische Himbeeren
0,25 l Weißweinessig

Zubereitung:

Die Hälfte der Himbeeren in ein Schraubglas geben und mit dem Essig übergießen. Das Glas zuschrauben und eine Woche an einem warmen Ort ziehen lassen, ab und zu schütteln. Dann die Himbeeren abseihen, das Filtrat in eine saubere Flasche füllen und die zweite Hälfte der Himbeeren zugeben. Den Himbeeressig kulinarisch verwenden.

SCHNEEBALLMARMELADE

Die Schneeballmarmelade soll hier exemplarisch für Wildobstzubereitungen stehen. Die Vielfalt an Pflanzenwirkstoffen in den wilden Früchten ist kaum überschaubar. Der Gehalt an kurzkettigen Fettsäuren, im Schneeball etwa Buttersäure und Baldriansäure, ist gut zu riechen und schmecken.

Vorsicht:

Im rohen Zustand sind Schneeballbeeren giftig!

Zutaten:

1 kg Schneeballbeeren
1 kg Gelierzucker

Zubereitung:

Die Beeren abrebeln und mit dem Zucker erhitzen. 15 Minuten köcheln lassen und dann durch ein Sieb streichen – die herzförmigen Kerne müssen raus aus der Marmelade.

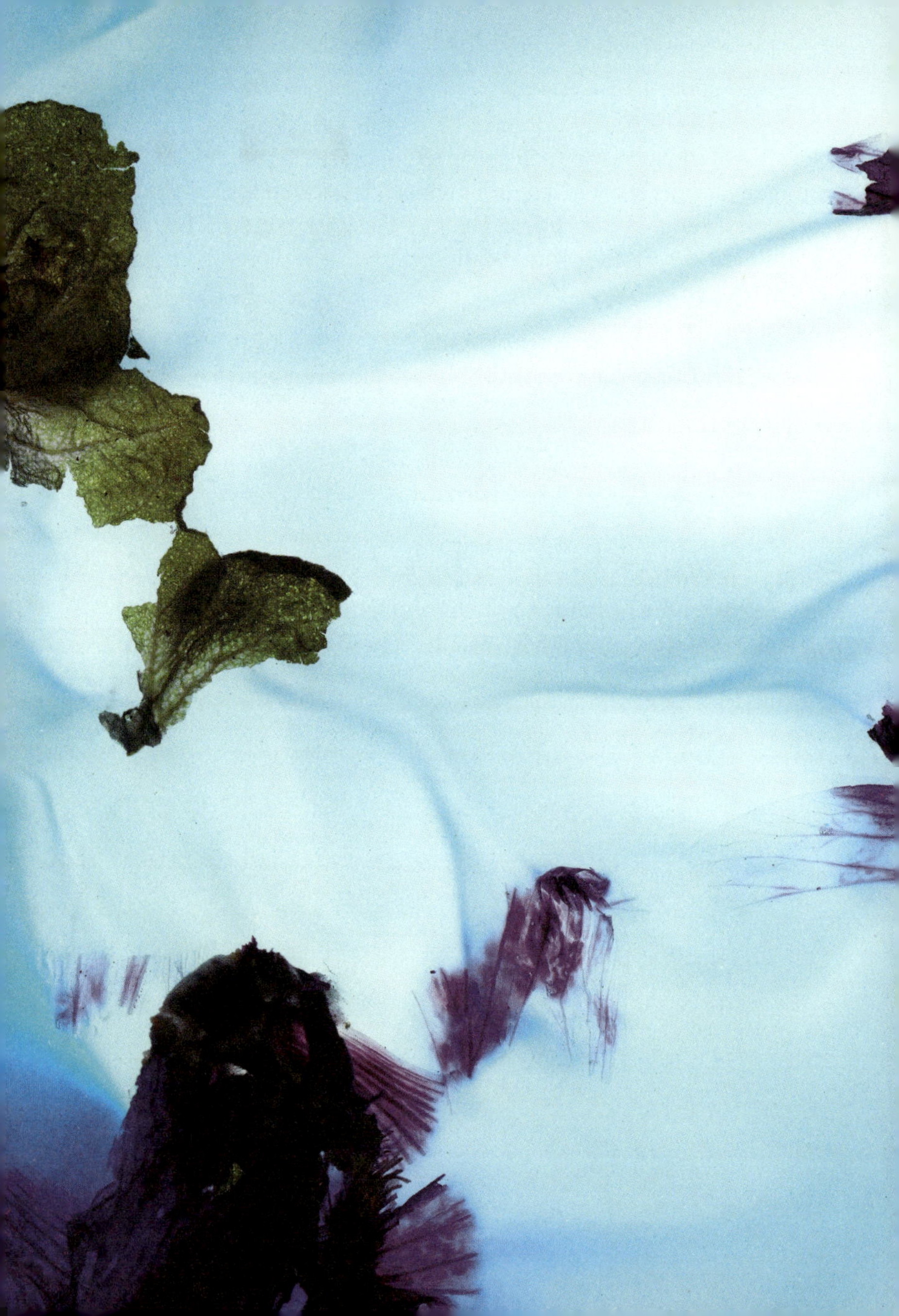

DARMSCHLEIMHAUT PFLEGEN

MIT PFLANZENSCHLEIMEN

7

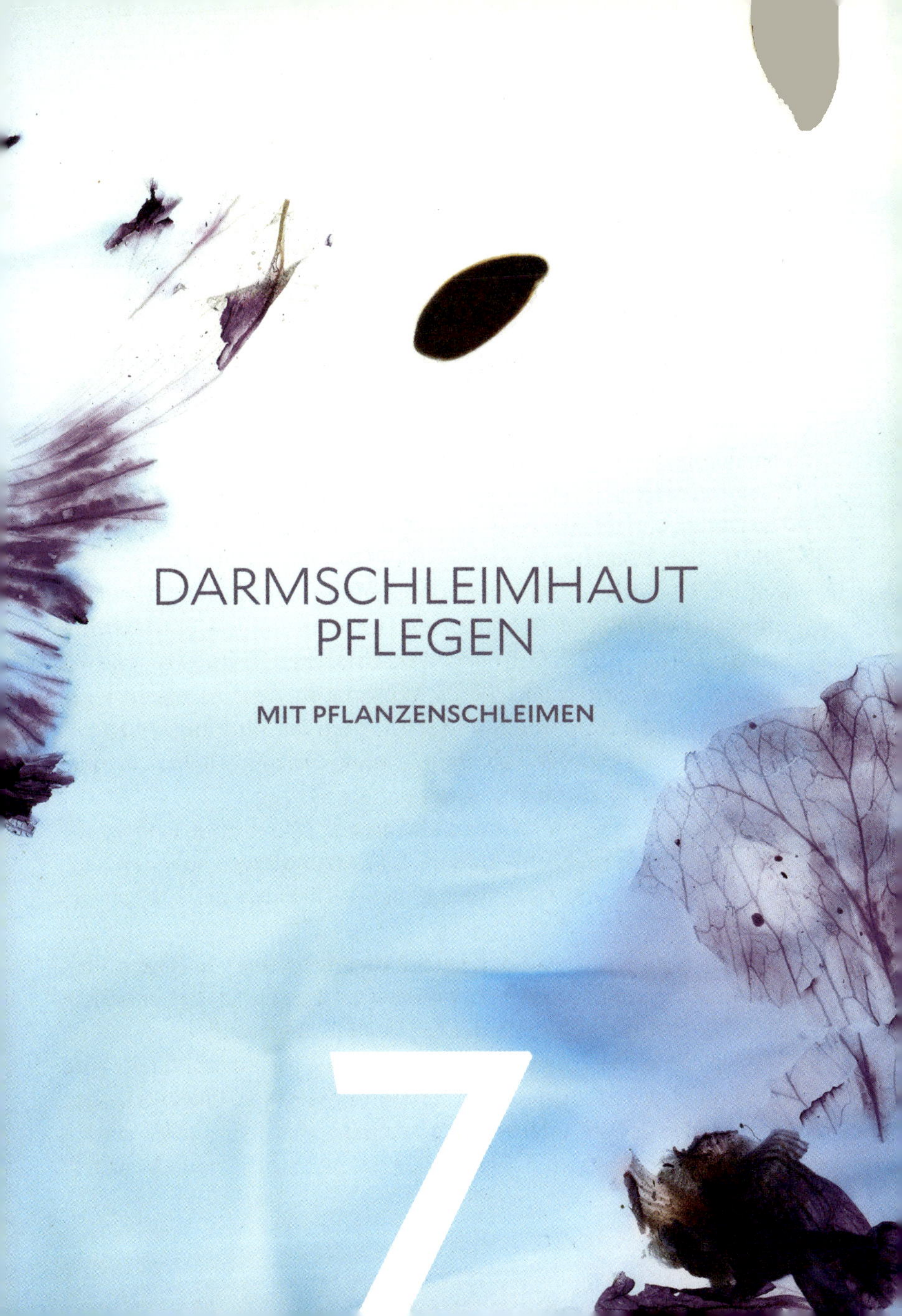

PFLANZENSCHLEIME BEFEUCHTEN UND HÜLLEN EIN

Pflanzenschleime befeuchten Haut und Schleimhäute, hüllen sie ein und schaffen so Beruhigung. Dadurch klingen Entzündungen und Reizungen ab. Volksheilkundlich werden Schleimdrogen als befeuchtend und kühlend eingestuft. Diese Wirkungen sind gut vorstellbar, wenn wir uns die Funktion der Schleimstoffe in der Pflanze vor Augen führen: Sie umgeben den keimenden Samen und halten ihn dadurch feucht. So entstehen optimale Bedingungen für Wachstum.

LEINSAMEN

Den Leinsamen schätzen wir wegen seines wertvollen Omega-3-fettsäurereichen Öls, des Leinöls. Doch auch der ganze Samen hat der Verdauung einiges zu bieten. Ein Zehntel des Leinsamens besteht aus unlöslichen Pflanzenschleimen. Das können wir gut beobachten, wenn der Leinsamen in kaltem Wasser zum sechsfachen Volumen aufquillt. Der Ballaststoff Lignan hat Hormonfunktion, er wirkt ähnlich wie körpereigenes Östrogen, nur schwächer. Phytoöstrogene wie Lignane haben eine ausgleichende Wirkung auf den Östrogenspiegel. Sie besetzen die Rezeptoren und schwächen die Wirkung bei zu viel körpereigenem Östrogen ab. Bei zu wenig Östrogen helfen sie dem Hormonhaushalt zumindest etwas auf die Sprünge.

Der Pflanzenschleim des Leinsamens bildet eine schützende Schicht auf Haut und Schleimhaut, die Entzündungen abheilen lässt. Bei Sodbrennen und Gastritis hat sich Leinsamen deshalb gut bewährt.

Gleichzeitig wird dadurch jedoch die Aufnahme von Nährstoffen und Medikamenten behindert. Aus diesem Grund wird der Leinsamen als Schleimdroge außerhalb der Mahlzeiten angewendet.

Leinsamen normalisiert die Verdauung, er gilt als Gleit- und Quellmittel gleichermaßen. Bei Verstopfung wird sein Quellvermögen genutzt. Die ganzen oder frisch angequetschten Leinsamen werden mit Flüssigkeit gegessen. So quellen sie erst im Darm. Dadurch entsteht ein Dehnungsreiz, die Darmbewegungen werden angeregt und die Verdauung kommt in Schwung. Interessanterweise kann Leinsamen ebenso gut bei Durchfall eingesetzt werden, dann jedoch ohne Wasserzugabe. Die Samen binden in diesem Fall das Wasser erst im Darm und hemmen so den Durchfall.

LEINSAMEN ALS BALSAM FÜR DEN DARM

Zutaten:

1 EL Leinsamen, ganz
150 ml Wasser

Zubereitung:

Den Leinsamen im kalten Wasser eine Stunde lang quellen lassen und abseihen.

Anwendung:

Das schleimhaltige Wasser trinken, hilft bei Gastritis, Sodbrennen oder Entzündungen.

BUNTES UND DUFTIGES ESSEN

WECKT DIE SINNE

Die Aromen von frischem Brot, eine Mischung aus Röststoffen mit Gewürzdüften, finden schnell den Weg in das limbischen System im Gehirn. Dort wird sofort damit begonnen, die Verdauung zu aktivieren, und wir spüren das, indem uns „das Wasser im Munde zusammenläuft“. Zudem steigt unsere Stimmung durch die Vorfreude auf gutes Brot. Unsere wunderbaren Antennen erkennen, was gut an Lebensmitteln und Speisen ist, sofern sie darauf trainiert sind. Es macht uns Freude, die Lieblingsspeise zu betrachten, ihren Duft wirken zu lassen, sie im Munde anzufühlen und ihre Konsistenz zu hören und zu spüren. Gute Verdauung beginnt mit den ersten Eindrücken!

DÜFTE ERRIECHEN

Wir fangen oft den Duft der Speise ein, noch bevor wir sie sehen. Der Duft ist für unsere Nase dann besonders ausgewogen und angenehm, wenn, wie bei einem Parfum, Kopfnote, Herznote und Basisnote ausbalanciert sind. In dieser Zusammensetzung bewirken ätherische Öle ein gutes Maß an Verdauungssäften.

Kopfnote

Die Kopfnote des Duftes dringt sofort in die Nase, ist aber kurzlebig. Meistens hat sie einen frischen, leichten und luftigen Charakter. Sie kann für eine Speise begeistern, sie ist der erste Eindruck.
Beispiele: Anis, Basilikum, Bergamotte, Bitterorange, Dill, Estragon, Gingergras, Grapefruit, Zitronengras, Limette, Minze, Rosmarin, Ysop

Herznote

Die Herznote braucht einige Minuten, bis sie sich entfaltet, dann aber hält sie nachhaltig an. Die Herznote bringt „Leben" in einen Duft!
Beispiele: Angelikawurzel, Lavendel, Rose, Melisse, Nelke, Rosengeranie, Speik, Veilchen, Zimt, Kamille blau

Basisnote

Die Basisnote kräftigt und rundet den Duft ab. Basisnoten sind am längsten wahrnehmbar. Basisnotenöle sind vor allem erdige und harzige Düfte.
Beispiele: Vanille, Honig, Karottensamen, Myrrhe, Tonka, Weihrauch, Styrax

Kopf-Herz-Note

Beispiele: Bergbohnenkraut, Kardamom, Fenchel, Fichtennadel, Ingwer, Koriander, Kreuzkümmel, Lorbeer, Majoran, Muskat, Oregano, Schwarzer Pfeffer

Herz-Basis-Note

Beispiele: Kakao, Thymian, Quendel, Rosenholz

ERBLICKEN

Auch der Anblick einer frisch gekochten Speise ist ein wunderbares, stimmungsaufhellendes Erlebnis. Automatisch bevorzugen wir den Teller mit bunten, farbenfrohen Zutaten. Orange-rote und rot-blau-violette Farbstoffe arbeiten gesundheitsfördernd in unserem Körper: Sie verhindern Oxidationen, hemmen Entzündungen und stärken das Immunsystem. Wir können uns also ruhig von ihnen verführen lassen!

BUNTE PFLANZENFARBEN

Farbe	**Farbstoff**	**Vorkommen**
rot, blau, violett	Anthocyane	Kirschen, Pflaumen, Brombeeren, Himbeeren, Rotkraut, blaue Trauben, schwarze Johannisbeeren, Heidelbeeren
gelb	Flavanole	Schwarzer Tee, grüner Tee
hellgelb	Flavone	Sellerie
hellgelb	Flavonole	Zwiebel, Endivie
gelb-orange	ß-Carotin	Karotte, Kürbis, Marille, Kohl, Brokkoli
gelb-orange	α-Carotin	Kürbis, Karotte
rot	Lykopin	Tomate, rote Grapefruit, Wassermelone

ERFÜHLEN

Eine Speise mit verschiedenen Konsistenzen fühlt sich für unseren Mund interessant an. Das Gefühl von cremig und knusprig, kalt und warm im Wechsel motiviert auch unsere Verdauung.

ERSCHMECKEN

Den wirklich guten Geschmack empfinden wir, wenn die Speise im Mund mit allen Geschmacksrichtungen aufwarten kann: süß, sauer, bitter, salzig, herb, scharf.

Herb und scharf zählen offiziell nicht zu den Geschmacksrichtungen, diese beiden Empfindungen vollenden jedoch unsere Wahrnehmung. Gerbstoffe bewirken ein zusammenziehendes und trocknendes Gefühl im Mund. Die Empfindung *scharf* ist physiologisch gesehen eine Schmerz- und Hitzeempfindung. Wenn eine Speise alle Geschmacksrichtungen liefert, erreichen wir das beste Sättigungsgefühl.

REZEPTÜBERSICHT

Anwendung	Rezepte
Blähungen	Sommertee Verdauungstee
Darmaktivierung Verdauungsförderung Verstopfung	Darmfit-Pulver Fußbad Kapuzinerkresse-Kren-Essig Knoblauch-Elixier Kräuterbitter Kräutermolke Leberkompresse Leinsamen als Darmaktivierer Leinsamen als Balsam für den Darm Löwenzahn-Tinktur Nussschnaps Pflanzenwasser Pinzgauer 9-Kräuter-Pulver Rettichsaft Schneeballmarmelade
Darmberuhigung	Basischer Gemüsetee
Durchfall	Kräuter-Mundwasser Leinsamen als Balsam für den Darm Pflanzenwasser Schlaf-ein-Mundwasser Karottensuppe
Präbiotikum	Brottrunk Haferflockensuppe Karottensuppe Roggensauerteigbrot Sauerkraut

Anwendung	Rezepte
Darmreinigung	Apfelessig Heilessig Kapuzinerkresse-Kren-Essig Knoblauch-Elixier Magenlind-Tee Rettichsaft Sauerhonig
Probiotikum	Apfelessig Brottrunk Darmfit Sauerhonig Essigwasser Heilessig Himbeeressig Holunderlimonade Joghurt Kapuzinerkresse-Kren-Essig Kohlrabi milchsauer Nussschnaps Rote Rüben (Rote Bete) milchsauer Sauerhonig Sauerkraut Sellerie milchsauer Tee für die Darmflora Zucchini milchsauer
Sodbrennen	Haferflockensuppe Karottensuppe Leinsamen als Balsam für den Darm Magenlind-Tee

BEZUGSQUELLEN

Kräutertee, Darmfit-Pulver, Sauerhonig,
Pinzgauer 9-Kräuter-Pulver, Kräuterbitter, Essige, Steinsalz

TEH naturwerke
Niederland 112
5091 Unken
Österreich
www.teh.at

Dinkula Brottrunk

Die Bäcker-Brüder Alfons & Franz Neumeier GbR
Im Stangenwald 40
83483 Bischofswiesen
Deutschland
www.baecker-brueder.de

Knoblauch aus Oberösterreich

Wolfgang Mayr

Leinsamen aus Oberösterreich

Familie Wenzelhuemer

QUELLEN VON REZEPTEN

Nussschnaps: Roland Pejcl

Roggensauerteigbrot: Andreas Buchart

Basischer Gemüsetee: modifiziert nach Hans Webersberger

Sommertee: Karl Volgger

Milchsaures Gemüse: modifiziert nach Christl Kurz

LITERATUR

Baumann, C.: Darm – natürlich gesund: Ein praktischer Ratgeber aus der Naturheilkunde. Aarau 2016.

Bühring, U.: Praxis Lehrbuch der modernen Heilpflanzenkunde. 4. Aufl. Stuttgart 2014.

Bundesministerium für Gesundheit: Lebensmittelsicherheitsbericht 2013. https://www.verbrauchergesundheit.gv.at/lebensmittel/lebensmittelkontrolle/Lebensmittelsicherheitsbericht_2013.pdf?4h4bu0

Elmadfa, I.; Leitzmann C.: Ernährung des Menschen. 5. Aufl. Stuttgart 2015.

Elmadfa, I.: Ernährungslehre. 3. Aufl. Stuttgart 2015.

Enders, G.: Darm mit Charme. Berlin 2014.

Hänsel, R.; Sticher, O.: Pharmakognosie – Phytopharmazie. 9. Aufl. Berlin 2009.

Institut für Ernährungswissenschaften Uni Wien: Österreichischer Ernährungsbericht 2012. Kostenloser Bezug unter 0810/81 81 64 oder broschuerenservice@bmg.gv.at

Katz, S.E.: Die Kunst des Fermentierens. Eine tiefgreifende Erforschung grundlegender Konzepte und Prozesse aus aller Welt. Rottenburg a. N. 2015.

Müller-Auffermann, K.; Thormann, J.; Hutzler, M.; Jakob, F.: Fermentierte Getränke der Welt. Teil 1 bis 4. Forschungszentrum Weihenstephan für Brau- und Lebensmittelqualität. In: Brauwelt 2013, S. 902–905, 1259–1263, 1322–1324, 1451–1452.

Schilcher, H.; Kammerer, S.; Wegener, T.: Leitfaden Phytotherapie. 4. Aufl. München/Jena 2010.

Shockey, K.K.; Shockey, C.: Fermentieren. Gemüse einfach und natürlich haltbar machen. Innsbruck 2015.

Stange, R.; Leitzmann, C.: Ernährung und Fasten als Therapie. Berlin 2010.

Thüler, M: Wohltuende Wickel. 2013.

USDA National Nutrient Database for Standard Reference,
National Agricultural Library 2013. Nährstoffdatenbank:
USDA Database http://ndb.nal.usda.gov/

Wabner, D.; Beier, C.: Aromatherapie. 2. Aufl. München/Jena 2011.

Watzl, B.; Leitzmann, C.: Bioaktive Substanzen in Lebensmitteln. 3. Aufl. Stuttgart 2005.

ÜBER DIE AUTORIN

Karin Buchart, Jahrgang 1963, hat in Wien Ernährungswissenschaften studiert und danach die Diät- und Lehrküche einer Reha-Klinik in Bayern geleitet. In ihrer Doktorarbeit *Biogene Arzneimittel im Salzburger Pinzgau* bearbeitete sie das alte Heilwissen und die Esskultur ihrer Pinzgauer Heimat. Auf dieser Basis wurde der Verein TEH, Traditionelle Europäische Heilkunde, ins Leben gerufen, der jetzt die TEH-Akademie und die TEH-Naturwerke betreibt. In Seminaren und Texten versucht sie nun, ernährungswissenschaftliche Erkenntnisse mit dem Erfahrungswissen zu verknüpfen. Karin Buchart ist Lehrbeauftragte am Zentrum für Gastrosophie der Paris Lodron Universität Salzburg. Sie lebt mit ihrer Familie in Unken, Salzburg.

FSC
www.fsc.org
MIX
Papier aus verantwortungsvollen Quellen
FSC® C014138

 Gesetzt aus der Minion Pro und Mallory. · Medieninhaber, Verleger und Herausgeber: Red Bull Media House GmbH · Oberst-Lepperdinger-Straße 11–15 · 5071 Wals bei Salzburg, Österreich · Gestaltung und Satz: graficde'sign. pürstinger, Alex Stieg · Fotos: Klaus Fritsch, klausfritsch.com

Printed in the Czech Republic
ISBN 978-3-7104-0143-5